中医经典白话图解

刘从明 编著

温病条辨

白话图解

金盾出版社

JINDUN PUBLISHING HOUSE

图书在版编目（CIP）数据

温病条辨白话图解 / 刘从明编著 . -- 北京：金盾出版社，2024.2
（中医经典白话图解）
ISBN 978-7-5186-1658-9

Ⅰ . ①温… Ⅱ . ①刘… Ⅲ . ①《温病条辨》 - 图解 Ⅳ . ① R254.2-64

中国国家版本馆 CIP 数据核字（2024）第 030287 号

温病条辨白话图解

WEN BING TIAO BIAN BAI HUA TU JIE

刘从明　编著

出版发行：金盾出版社	开　本：710mm×1000mm　1/16
地　　址：北京市丰台区晓月中路 29 号	印　张：13
邮政编码：100165	字　数：150 千字
电　　话：（010）68276683	版　次：2024 年 2 月第 1 版
（010）68214039	印　次：2024 年 2 月第 1 次印刷
印刷装订：河北文盛印刷有限公司	印　数：1 ～ 5 000 册
经　　销：新华书店	定　价：66.00 元

前　言

　　中医药学历史悠久、底蕴深厚，是中华民族的瑰宝，为中华民族的繁衍生息做出了不可磨灭的贡献。《温病条辨》是中医药发展史上具有里程碑意义的一部巨著。它是清代著名医家吴瑭（号鞠通）在总结吴又可、叶天士等历代医家成就的基础上，结合自己的临床经验所著的一部理、法、方、药自成体系的温病学专著。该书建立了完全独立于伤寒的温病学说体系，使温病学成为中医学的一个重要分支。

　　《温病条辨》的编写特点是仿照张仲景《伤寒论》的体例分条列论，并加入辨析议论，所以被命名为"条辨"。全书共6卷，卷首为"原病篇"，阐明了温病学说理论基础源自《黄帝内经》。正文1、2、3卷为全书的中心，依次以上、中、下三焦分立篇目来论述温病。4、5、6卷为"杂说""解产难""解儿难"。

　　《温病条辨》最大的贡献是创立了三焦辨证体系。其结构特点是以三焦为纲，病名为目，把叶天士的卫气营血辨证和张仲景的六经辨证穿插于三焦各个疾病之中。该书将温病的变化过程由浅入深、由上到下分成三个层次：上焦为心、肺，中焦为脾、胃、大肠，下焦为肝、肾。按照病性把温病分为温热和湿热两大类。温热类温病传变过程中始终体现温热伤阴这一特点，所以治疗时要以泄热存阴为基本治疗原则。湿热类温病在传变过程中始终体现湿邪弥漫三焦而阻滞气机的特点，治疗过程中在祛湿的同时要兼顾上、中、下三焦。该书也创制了许多至今有效且广泛运用于临床的著名方剂，如桑菊饮、银翘散、安宫牛黄丸、大定风珠等。

　　《温病条辨》已成为中医医生和中医爱好者必读的书籍。为了使读者更加简单直接、深入浅出地理解温病学理论的精髓，笔者编著了《温病条辨白话图解》一书。本书相对于卷帙浩繁的各种版本的《温病条辨》具有以下几个特点。

第一，本书选取了《温病条辨》三焦篇的精华原文及方药，删繁就简，使读者阅读时能够一目了然，更快掌握温病理论的精华和玄妙。

第二，本书将选录的原文准确地译成浅显易懂的白话文，层层展开、抽丝剥茧地把原著中各种晦涩难懂的温病理论和方药诠释得简单明了。

第三，书中对比较难理解的中医药术语做出适当注音、注释，可消除读者在阅读过程中的障碍，使读者能够准确地理解文中的原意和内涵。

第四，将原著方药剂量中的分、钱、两等度量衡转换成现代中医药学常用的克，方便读者在实践中辨证应用。

第五，本书最主要的特点是加入了大量中医药理论和方药图解，将抽象的概念形象化，将复杂的问题条理化，既增加了读者阅读的兴趣，也便于理解和记忆。

第六，本书板块清晰，注释与正文左右对照，使读者久读不累、印象深刻。

总之，本书用精练的语言和生动简洁的图解，图文并茂地解读了《温病条辨》这一深奥难懂的中医经典古籍。本书适合中医临床医生及广大中医爱好者阅读参考。由于笔者的水平有限，书中可能存在错误和缺点，希望广大读者批评指正。

刘从明

目 录

中焦篇

下焦篇

注：1 杯 = 250 ~ 300 毫升；1 碗 = 300 ~ 500 毫升

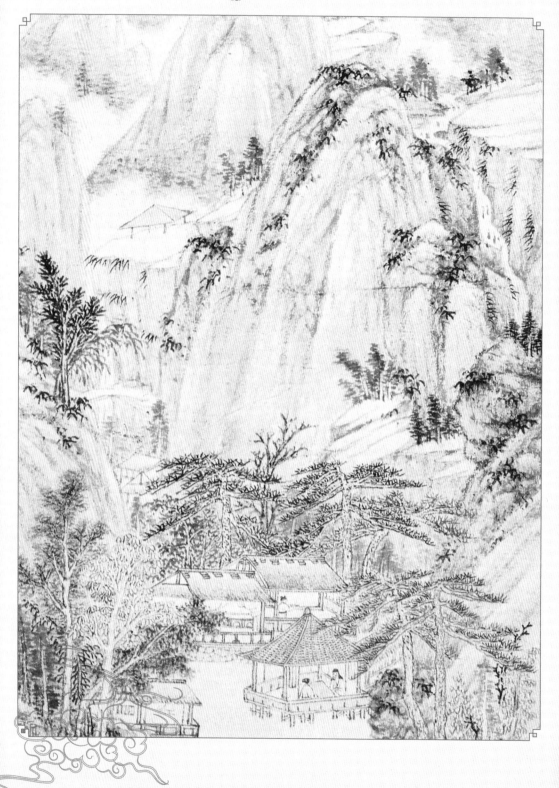

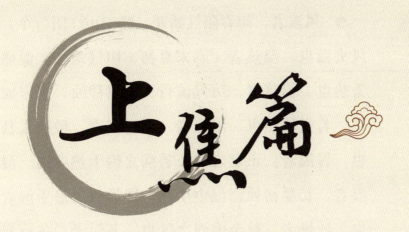

上焦篇

名家带你读

　　本篇论述了各种温病的上焦证，介绍了温病的范围及病因、温病发病的部位及感邪途径，有助于熟悉上焦温病的发病规律、证治规律。

风温、温热、温疫、温毒、冬温

风温者，初春阳气始开，厥（jué）阴行令，风夹温也。温热者，春末夏初，阳气弛张，温盛为热也。温疫者，厉气流行，多兼秽浊，家家如是，若役使然也。温毒者，诸温夹毒，秽浊太甚也。暑温者，正夏之时，暑病之偏于热者也。湿温者，长夏初秋，湿中生热，即暑病之偏于湿者也。秋燥者，秋金燥烈之气也。冬温者，冬应寒而反温，阳不潜藏，民病温也。温疟者，阴气先伤，又因于暑，阳气独发也。

张：指的是发动。

厉气：指强烈致病性和传染性的外感病邪。

秋金燥烈之气：指秋季燥热的邪气。

伤：耗伤的意思。

读书笔记

【白话译文】

风温是初春阳气升动，风木当令，风邪夹温所致的疾病。温热的发生，是由于春末夏初，大自然的阳热之气已经发动了起来，气候因温而转热，使温热病邪得以形成，这种病邪通常能够直接犯于气分或营血分。温疫的发生是因为遭受了疫疠之气，这种疫疠之气常常夹有秽浊之气，发病后能彼此传染从而流行起来，导致每家每户均有人发病，在病情方面也有相似之处，如同每家要分摊劳役一般，因此人们称其为"温疫"。温毒的发生，是因为在温邪中夹杂着毒邪，其中的秽浊之气尤为严重，在患病以后可以导致头面肿大，或咽喉肿痛腐烂，或皮肤红肿、发斑。而暑温这种病邪的发生，是因为在盛夏的时候感受了较盛的暑热之邪而发生的疾病。湿温的发生，则是因为在夏末秋初的长夏季节里遭遇了暑邪中湿较偏盛的病邪，也就是说，它是因湿热病邪而出现的一种疾病。秋燥的发生，是在秋天气候干燥、天高气爽的情况下，遭遇了燥邪从而引发的一种疾病。冬温的发生，是因为冬天的天气应寒冷却变得反常的温暖，自然界的阳气根本无法隐藏，所以就使风热病邪得以形成，只要感受了这种病邪，就会发生和风温极为类似的一种疾病。另外，还有温疟，它是由于人体的阴气已经有所耗伤，再加上在夏天的时候又感受了暑邪从而引发的疾病，由于阳热亢盛是其主要的表现，因此在发病后，只会发热，而不会感到恶寒。

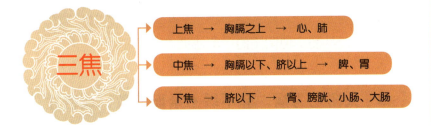

三焦

上焦 → 胸膈之上 → 心、肺

中焦 → 胸膈以下、脐以上 → 脾、胃

下焦 → 脐以下 → 肾、膀胱、小肠、大肠

读书笔记

🌀 **天地与人之阴阳，一有所偏，即为病也。偏之浅者病浅，偏之深者病深。偏于火者病温、病热，偏于水者病清、病寒，此水火两大法门之辨，医者不可不知。烛其为水之病也，而温之热之；烛其为火之病也，而凉之、寒之。各救其偏，以抵于平和而已。**

偏之浅：偏差小。

病清、病寒：发生阴寒性质的疾病。

烛：洞悉的意思。

【白话译文】

天地与人体的阴阳平衡如果有偏差，就会引发疾病，偏差小所产生的疾病程度轻微，偏差大所产生的疾病程度严重；若火热偏盛，则会引发温热性质的疾病；若水湿偏盛，则会引发阴寒性质的疾病。这就是水与火两类性质不一样的病邪产生两类不一样疾病的差别所在，医生是必须要知道的。寒凉性质的疾病，应采用温热的治疗方法；火热性质的疾病，应采用寒凉的治疗方法，用药物对其偏颇进行纠正，从而实现阴阳的平衡协调。

🌀 **太阴之为病，脉不缓不紧而动数，或两寸独大，尺肤热，头痛，微恶风寒，身热自汗，口渴，或不渴，而咳，午后热甚者，名曰温病。**

动：脉流动有力，脉象明显。

【白话译文】

因温邪侵犯手太阴肺经而引发病变的主要表现特征为

脉象既不浮缓，也不浮紧，而是躁动快速，或双手的寸部脉比关、尺部明显变大，并且明显有力，尺肤部发热，头痛，会有比较轻微的怕风和怕冷的感觉，整个身体会发热，有汗，口渴或不渴，咳嗽，午后的发热情况变得比较明显。该种类型的疾病被人们称为"温病"。

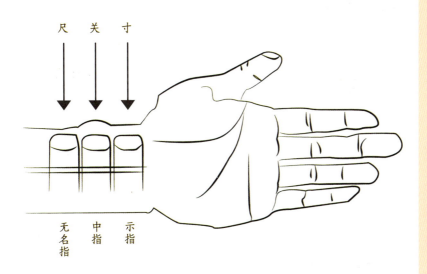

🌀　**太阴风温、温热、温疫、冬温，初起恶风寒者，桂枝汤主之；但热不恶寒而渴者，辛凉平剂银翘散主之。温毒、暑温、湿温、温疟（nüè），不在此例。**

→ 初：起初。

【白话译文】

风温、温热、温疫和冬温这几种疾病，邪在手太阴肺经，初起的时候会有比较明显的怕风、怕冷感，可以用桂枝汤进行治疗。仅发热，而无怕风、怕冷感，且口渴的，则可用辛凉平和的银翘散进行对症治疗。但温毒、暑温、湿温和温疟等不在该范围内。

 桂枝汤方

功效：解肌发汗，调和营卫。

主治：外感风寒，发热恶风，头痛项强，身痛有汗，鼻鸣干呕，舌白不渴，脉浮缓或浮弱。现用于感冒、流行性感冒等见上述症状者。

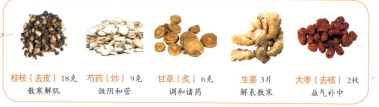

| 桂枝（去皮）18克 | 芍药（炒）9克 | 甘草（炙）6克 | 生姜 3片 | 大枣（去核）2枚 |
| 散寒解肌 | 敛阴和营 | 调和诸药 | 解表散寒 | 益气补中 |

以上所有药材以水700毫升，微火煮取300毫升，去渣，晾至温热，服100毫升。

 辛凉平剂银翘散方

功效：辛凉解表，宣散风热，除烦利咽。

主治：用于温病初起、外感风热。症见发热头痛、口干咳嗽、咽喉疼痛、小便短赤等。

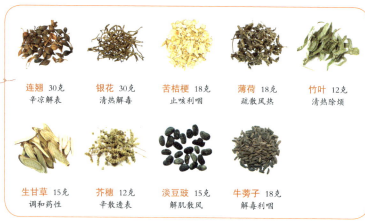

连翘 30克	银花 30克	苦桔梗 18克	薄荷 18克	竹叶 12克
辛凉解表	清热解毒	止咳利咽	疏散风热	清热除烦
生甘草 15克	芥穗 12克	淡豆豉 15克	牛蒡子 18克	
调和药性	辛散透表	解肌散风	解毒利咽	

　　将以上药物捣成粗末，每次用18克，用鲜苇根汤煎煮服用。等闻到药物散发的大量香气时，就可服用，不要长时间地煎煮。病情重者，4小时服1次，即白天服3次，夜间服1次。轻者6小时服1次，白天服2次，夜间服1次，病不解者，作再服。

❧　**太阴温病，恶风寒，服桂枝汤已，恶寒解，余病不解者，银翘散主之。余证悉减者，减其制。**

恶寒：恶者自觉怕冷，复加衣被，或近火取暖，仍感寒冷不能缓解的，称为恶寒。

减：轻微。

【白话译文】

　　手太阴温病，初起均有怕风、怕冷感。服了桂枝汤之后，怕风、怕冷感虽已被解除，但是仍有发热、口渴和咳嗽等症状。这表明表寒已解，内在的热还没有清除，所以应选用银翘散进行治疗。若发热和口渴的症状不明显，则应减少银翘散内药物的剂量。

❧　**太阴风温，但咳，身不甚热，微渴者，辛凉轻剂桑菊饮主之。**

甚：很。

　　咳，热伤肺络也。身不甚热，病不重也。渴而微，热不甚也。恐病轻药重，故另立轻剂方。

故：所以。

【白话译文】

风温，邪在手太阴肺经，症状以咳嗽为主，发热不明显，口微渴的，用辛凉轻剂桑菊饮治疗比较适宜。

咳嗽的发生，是因为风热之邪客于肺经，肺络受伤，身热不甚，说明病情并不算严重，若有轻微的口渴症状，说明热势不重，津伤也不明显，若用银翘散，恐怕会导致辛凉过重，因此应用作用比较轻的药剂才行。

 辛凉轻剂桑菊饮方

功效：疏风清热，宣肺止咳。

主治：风温初起，症见咳嗽、身热不甚、口微渴、舌苔薄白等。

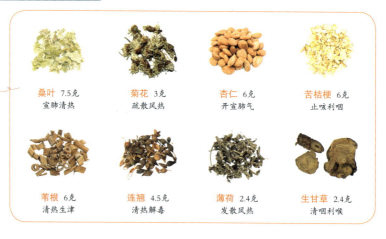

桑叶 7.5克
宣肺清热

菊花 3克
疏散风热

杏仁 6克
开宣肺气

苦桔梗 6克
止咳利咽

苇根 6克
清热生津

连翘 4.5克
清热解毒

薄荷 2.4克
发散风热

生甘草 2.4克
清咽利喉

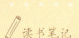 读书笔记

以上所有药材以水400毫升，煮取200毫升，每天喝两次。如果两三日症状不缓解，气粗似喘，燥在气分者，加石膏、知母；舌绛、暮热甚燥，邪初入营，加玄参6克，犀角（水牛角代）3克；在血分者，去薄荷、苇根，加麦冬、细生地、玉竹、丹皮各6克；肺热甚，加黄芩；渴者，加花粉。

太阴温病，脉浮洪，舌黄，渴甚，大汗，面赤，恶热者，辛凉重剂白虎汤主之。

脉浮洪：脉象轻按就感到指下有力。

赤：红。

【白话译文】

手太阴肺经的温病，若出现了这样的症状：脉象浮洪，舌苔呈黄色，口渴较甚，身上出大汗，面部红赤，身怕热等，那么可以用辛凉重剂白虎汤来进行对症治疗。

辛凉重剂白虎汤方

功效：清热生津，清热泻火。

主治：气分热盛证，症见壮热面赤、烦渴引饮、汗出恶热、脉洪大有力等。如大叶性肺炎、流行性乙型脑炎、流行性出血热、牙龈炎、小儿夏季热等属气分热盛证。

生石膏 30克	知母 15克	生甘草 9克	白粳米 9克
清肺胃热	滋阴润燥	调和诸药	益胃生津

水煎至米熟汤成，去渣温服。

太阴温病，脉浮大而孔（kōu），汗大出，微喘，甚至鼻孔扇者，白虎加人参汤主之；脉若散大者，急用之，倍人参。

孔：脉象的一种，手指轻按觉粗大，稍用力便觉得空无力，如按葱管。

【白话译文】

手太阴肺经的温病，如果出现脉浮大而中空，身上出大汗，微喘，甚至鼻翼煽动的症状，是肺经热盛，气阴俱伤，那么应采用白虎加人参汤进行对症治疗；若脉散乱虚大，要急用且要对人参剂量加倍。

达：透达的意思。 ←

🍥 **白虎本为达热出表，若其人脉浮弦而细者，不可与也；脉沉者，不可与也；不渴者，不可与也；汗不出者，不可与也；常须识此，勿令误也。**

误：误用的意思。 ←

【白话译文】

白虎汤所能起到的作用原本是透达气分的热邪从表而解，若患者的脉象浮弦而细的，应禁用；若患者的脉沉，也不能用；若患者不口渴，也不能用；对于身热无汗的，也应禁用；做医生的，必须充分认识到这一点，千万不可误用了白虎汤。

🍥 **太阳温病，气血两燔（fán）者，玉女煎去牛膝加玄参主之。气血两燔，不可专治一边，故选用张景岳气血两治之玉女煎。去牛膝者，牛膝趋下，不合太明证之用。改熟地为细生地者，亦取其轻而不重，凉而不温之义，且细生地能发血中之表也。加玄参者，取其壮水制火，预防咽痛失血等证也。**

壮水制火：即用滋阴壮水之法，以抑制阳亢火盛。 ←

【白话译文】

像手太阴肺经的温病，若气分邪热已经深入到了血分，就会引发气血两燔证。当邪热在气分和血分均旺盛的时候，不能仅治气分，也不能仅治血分，适宜选用张景岳在《景岳全书》中所述的"玉女煎"。然而，采用此法在对治气血两燔证的时候，还应适量做加减化裁：去掉方中的牛膝，因牛膝性质趋下，和病位在上焦的病症相悖；而原方中的熟地黄也必须改为细生地黄，这是因为熟地黄性温而重浊，而生地黄的性凉和清润，善清血分之邪热。方中加用玄参，是因为玄参的作用是生津清热、壮水制火，配合于方中可起到预防咽喉疼痛、各种出血等病症发生的作用。

玉女煎去牛膝熟地加细生地玄参方

功效：清气凉血。

生石膏 30克	细生地 18克	麦冬 18克	知母 12克	玄参 12克
清热泻火	清热凉血	凉血生津	滋阴润燥	壮水制火

主治：气血两燔证。症见红斑紫癜、口渴、高热、汗出、烦躁不安、吐血、便血等。

上药用水8杯，煎煮成3杯，分两次服用。药渣可以再加水煮取1杯服用。

太阴温病，血从上溢者，犀（xī）角地黄汤合银翘散主之。有中焦病者，以中焦法治之。若吐粉红血水者，死不治；血从上溢，脉七、八至以上，面反黑者，死不治；可用清络育阴法。

血从上溢：指的是咯血、吐血等。

面反黑：热盛而脸红，今面黑者，血热伤阴，面部出现血液循环障碍，故预后不良。

【白话译文】

手太阴肺经的温病，热入血分迫血妄行，使得血液由上部溢出去，进而引发咯血、吐血和衄血等症的发生，应采用犀角（水牛角代）地黄汤配合银翘散进行对症治疗。见到中焦证的表现，按邪在中焦治疗。若患者吐出的血水是粉红色的，或血液从上部溢出，脉搏一息超过了七八次，面色既不红赤，也不苍白，反而发黑者，则表明病情凶险，很难再救治了，可应用清热安络，养阴生津法进行对症治疗。

太阴温病，口渴甚者，雪梨浆沃之；吐白沫黏滞不快者，五汁饮沃之。

沃：指的是滋养津液。

吐白沫黏滞不快者：是热邪熬熬津液所致。

【白话译文】

手太阴肺经的温病，口渴程度比较厉害的，用雪梨浆滋养津液；口中有白沫并且黏稠，吐出不爽者，应用五汁饮进行对症治疗。

五汁饮方

功效：甘寒清热，生津止渴。

| 梨汁 30克 | 鲜芦根汁 25克 | 荸荠（bíqí）汁 20克 | 藕汁（或用蔗浆） 20克 | 麦冬汁 10克 |
| 清热化痰 | 清热生津 | 清热止渴 | 清热开胃 | 润肺养阴 |

主治：对因高烧后津液过伤而引起的口渴疫甚者，是理想的食疗饮汁。

取上五汁，根据病情轻重，混合均匀适量服用。不喜欢凉饮的，可以隔水加热后温服。

🌀 **太阴病得之二三日，舌微黄，寸脉盛，心烦懊憹（ào náo），起卧不安，欲呕不得呕，无中焦证，栀子豉（chǐ）汤主之。**

懊憹：指心中烦郁无奈，卧起不安。

【白话译文】

手太阴肺经的温病，发病两三天之后，舌苔稍微发黄，两寸部脉盛而有力，心烦意乱，睡起不安，想吐又吐不出，且无中焦病变的，可以用栀子豉汤对症治疗。

栀子豉汤方

功效：清热除烦。

| 栀子 5枚 | 香豆豉 18克 |
| 泄热除烦 | 透邪外出 |

主治：发汗吐下后，余热郁于胸膈，身热懊憹，虚烦不得眠，胸脘痞闷，按之软

而不痛，噌杂似
饥，但不欲食，
舌质红，苔微黄，
脉象触之细弱但
速度稍快。

以水400毫升，先煮栀子，得250毫升，放豆豉煮取150毫升，去渣，分为两次服用。应先用温水送服一服，如果出现呕吐，应在呕吐停止后再次服用。

壅盛：极多，阻塞。

参芦：指人参芦，即人参之蒂，具有升阳举陷之功效。

太阴病得之二三日，心烦不安，痰涎(xián)壅(yōng)盛，胸中痞(pǐ)塞，欲呕者，无中焦证，瓜蒂散主之，虚者加参芦。

【白话译文】

在得手太阴肺经的温病两三日后，心烦不安，喉咙中痰涎很多，胸部感到痞闷阻塞，想呕吐，但是却无中焦病症，可以用瓜蒂散对症治疗，对于体质虚弱的患者，可以添加参芦。

瓜蒂散方

功效：涌吐痰涎。

主治：瘟疫，
痰涎留于上焦，
胸膈满闷，心
烦喜呕，欲吐
不吐，腹不满，
欲饮不能饮，
欲食不能食。

甜瓜蒂 3克
涌吐热痰

赤小豆 6克（研碎）
利水消肿

山栀子 6克
清热除烦

上药用水400毫升，先煎瓜蒂、山栀，取200毫升。后入赤小豆，煎至1600毫升。先服80毫升，如果不再吐，则服剩下的80毫升；还有呕吐、烦满感觉，可以再煎服。

❥　太阴温病，寸脉大，舌绛(jiàng)而干，法当渴，今反不渴者，热在营中也，清营汤去黄连主之。

> 舌绛：舌质的颜色呈深红色。

【白话译文】

手太阴肺经的温病，如果出现寸脉大，舌质红绛而舌面干燥，按道理讲应该感到口渴，如果反而不渴的，这是由于邪热已进一步地深入到了营分（是温热病发展过程中较为深重的阶段），此时可以采用清营汤去黄连进行治疗。

 ## 清营汤去黄连方

> 功效：清营透热，养阴活血。

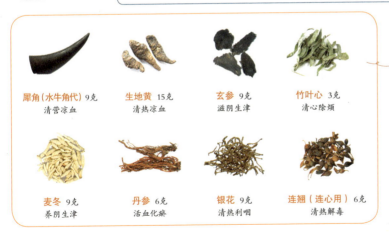

犀角（水牛角代）9克
清营凉血

生地黄 15克
清热凉血

玄参 9克
滋阴生津

竹叶心 3克
清心除烦

麦冬 9克
养阴生津

丹参 6克
活血化瘀

银花 9克
清热利咽

连翘（连心用）6克
清热解毒

> 主治：温病邪热传营，身热夜甚，口渴或不渴，时有谵语，心烦不眠，或斑疹隐隐，舌绛而干，脉细数。

上药用水1600毫升，煮取600毫升，每服200毫升，一日三次温服。

太阴温病，不可发汗，发汗而汗不出者，必发斑疹；汗出过多者，必神昏谵（zhān）语。发斑者，化斑汤主之；发疹者，银翘散去豆豉，加细生地、丹皮、大青叶，倍玄参主之。禁升麻、柴胡、当归、防风、羌（qiāng）活、白芷、葛根、三春柳。神昏谵语者，清宫汤主之，牛黄丸、紫雪丹、局方至宝丹亦主之。

谵语：神智不清时的胡言乱语。

亦：也。

【白话译文】

手太阴肺经的温病，不可采用辛温发汗的治法，误用辛温发汗而汗不出的，很有可能会助长热势，引发斑疹；汗出过多的，还会出现神志昏蒙、胡言乱语的情况。对于发斑的患者，应用化斑汤对症治疗；对于发疹的患者，应用银翘散去豆豉，再加细生地、丹皮和大青叶，加倍玄参的用量对症治疗。不可使用辛温药物，如升麻、柴胡、当归、防风、羌活、白芷、葛根、三春柳等。而对于出现神昏病症的患者，则应采用清宫汤进行治疗，也可选用安宫牛黄丸、紫雪丹、局方至宝丹。

读书笔记

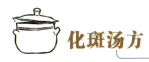

化斑汤方

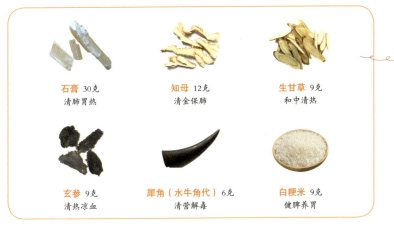

石膏 30克
清肺胃热

知母 12克
清金保肺

生甘草 9克
和中清热

玄参 9克
清热凉血

犀角（水牛角代）6克
清营解毒

白粳米 9克
健脾养胃

功效：清热凉血，化斑解毒。

主治：温病发热，汗出过多，神昏谵语，皮肤发斑者。

上药以水800毫升，煮取300毫升，白天分三次服用，渣再煮取200毫升，晚上服用一次。

🌀 **邪入心包，舌謇（jiǎn）肢厥，牛黄丸主之，紫雪丹亦主之。**

舌謇：指舌体卷缩，或强硬而转动不灵，口吃、结巴。

【白话译文】

温邪侵入心包，舌体运用不灵活，全身四肢逆冷的，可以用安宫牛黄丸或紫雪丹进行对症治疗。

正赤：大红色。

🌀 **温毒咽痛喉肿，耳前耳后肿，颊肿，面正赤，或喉不痛，但外肿，其则耳聋，别名大头温、虾蟆（má）温者，普济消毒饮去柴胡、升麻主之，初起一二日，再去芩、连，三四日加之佳。**

大头温、虾蟆温：其病较痄腮严重，因腮、项、咽喉、头面皆肿，头大如斗，或如虾蟆，所以称为"大头温""虾蟆温"。

【白话译文】

温毒的表现有咽喉肿痛，耳朵前后以及面颊部肿胀，脸面呈现红色，或咽喉不痛而只有头面外部肿胀，甚至还出现耳聋的病症，俗称"大头温""虾蟆温"。用普济消毒饮去柴胡、升麻进行对症治疗。在病发初起的一两天时间里，应当去黄芩、黄连，三四日后，则仍将黄芩、黄连加入为佳。

大头温治法图

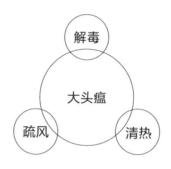

温毒外肿，水仙膏主之，并主一切痈疮。

一切痈疮：各种类型的痈疮肿痛。

【白话译文】

温毒表现外部肿大者，可以采用水仙膏（水仙花根剥去老赤皮与根须后入石臼捣如膏）外敷进行治疗。本方还可治疗各种类型的痈疮肿痛。

温毒敷（fū）水仙膏后，皮间有小黄疮如黍米者，不可再敷水仙膏，过敷则痛甚而烂，三黄二香散主之。

敷：搽，涂上。

> **三黄取其峻泻诸火而不烂皮肤，二香透络中**
>
> **余热而定痛。**

→ 定痛：止痛。

【白话译文】

温毒病在采用外敷水仙膏的治疗方法后，若患者的皮肤上出现了如小米粒大小的黄疮，则禁止再敷水仙膏。否则就会使局部的皮肤疼痛甚至溃烂。这个时候可以用三黄二香散进行外敷。

三黄二香散中用三黄主要是通过苦寒之性而起到泻火解毒的作用。与此同时，苦寒也可燥湿而使皮肤不会溃烂。乳香、没药这二香能够起到透散络中邪热和止痛的作用。

 ## 三黄二香散方

→ 功效：清火解毒，消肿止痛。

黄连 30克	黄柏 30克	生大黄 30克	乳香 15克	没 (mò) 药 15克
泻火解毒	清热燥湿	清热泻火	消肿止痛	去腐生肌

→ 主治：温毒敷水仙膏后，皮间有小黄疮如粟米者。也可治带状疱疹、颜面丹毒、流行性腮腺类等疾病。

以上各药都研为极细的粉末备用。开始时可用细茶泡的水调敷患处，待干后，再重新换药。也可再用香油调敷。

温毒神昏谵 (zhān) 语者，先与安宫牛黄

→ 神昏：神志不清。

丸、紫雪丹之属，继以清宫汤。

【白话译文】

对于温毒病神志不清，语无伦次的患者，应先用安宫牛黄丸、紫雪丹这些类别的药清心开窍，再用清宫汤进行治疗。

暑温

形似伤寒，但右脉洪大而数，左脉反小于右，口渴甚，面赤，汗大出者，名曰暑温，在手太阴，白虎汤主之；脉芤甚者，白虎加人参汤主之。

似：类似。

口渴甚：非常口渴。

【白话译文】

暑温的头痛、身痛、发热恶寒等症与伤寒表现相类似。但是，温病脉象右手洪大而数，左手反而比右手弱，口渴较甚，面部红赤，出大汗。这称为暑温病，手太阴肺是其病位，应用白虎汤进行对症治疗。若脉象是明显的芤象，则应该采用白虎加人参汤进行对症治疗。

读书笔记

芤脉浮大中空，如按葱管

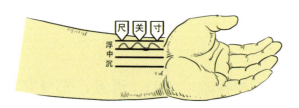

《金匮》谓太阳中暍(yē)，发热恶寒，身重而疼痛，其脉弦细芤迟，小便已，洒然毛耸，手足逆冷，小有劳，身即热，口开，前板齿燥。若发其汗，则恶寒甚；加温针，则发热甚；数下，则淋甚。可与东垣(yuán)清暑益气汤。

中暍：中暑，分为阳暑，阴暑。著名医家张景岳曾说："暑月受寒，故名阴暑；暑月受热，故名阳暑。"

洒然毛耸：洒然，指寒栗貌。毛耸，形容毫毛耸起。

温针：指的是古时候的一种针法，类似于现代的"火针"，或如针上加灸。

【白话译文】

在《金匮要略》中说，太阳中暍的主要临床证候如下：发热恶寒，身体不仅沉重而且感到疼痛，脉表现为弦细或芤迟，小便后全身发冷且汗毛耸起，四肢逆冷，轻轻一劳动，就会感到发热，张口呼吸，门齿干燥。对此，若使用辛温发汗药物，那么恶寒的情况就会更加严重。若加温针治疗，则发热重。若反复地用攻下的方法，就会使排尿次数多而短涩，滴沥不尽。正确的做法是用李东垣的清暑益气汤进行对症治疗。

 清暑益气汤方

功效：清暑化湿，益气生津。

| 黄芪 3克 | 黄柏 3克 | 麦冬 6克 | 青皮 3克 | 白术 4.5克 |
| 补中益气 | 清热燥湿 | 润肺养阴 | 理气渗湿 | 健脾益气 |

主治：平素气阴俱虚，又感暑湿，或暑湿耗伤气阴，身热而烦，四肢困倦，精神短少，胸满气促，

肢体沉痛，口渴
自汗，大便溏薄，
小便短赤，苔腻，
脉虚。

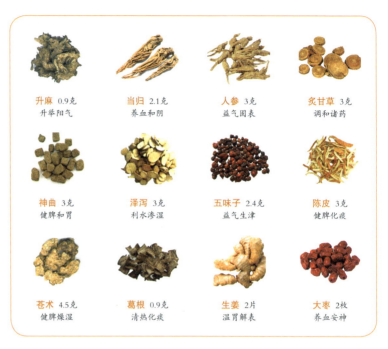

升麻 0.9克
升举阳气

当归 2.1克
养血和阴

人参 3克
益气固表

炙甘草 3克
调和诸药

神曲 3克
健脾和胃

泽泻 3克
利水渗湿

五味子 2.4克
益气生津

陈皮 3克
健脾化痰

苍术 4.5克
健脾燥湿

葛根 0.9克
清热化痰

生姜 2片
温胃解表

大枣 2枚
养血安神

上药用水 300 毫升，煎至 150 毫升，去渣，空腹时温服。
脾胃不足者，少用升麻，少加柴胡；中满者，去甘草；咳
甚者，去人参；口咽干者，加干葛；汗少者，黄芪减 1.5 克；
心下痞者，少加黄连。

🌀 **证如上条，指形似伤寒，<u>右脉洪大</u>，左手
反小，面赤口渴而言。但以汗不能自出，表实为
异，故用香薷饮发暑邪之表也。**

右脉洪大：右脉
洪大而数，即脉
来急速且脉跳
得快。

【白话译文】

"证如上条"指的就是前面所载，症状如同伤寒，右
脉洪大而数，右手脉大于左手，面部颜色呈现红赤，口渴
想喝水。但由于汗不能自出，属表实证，故应该用新加香

薷饮，内清暑湿而外散表寒，这样就可以使暑湿之邪从表而解。

新加香薷饮方

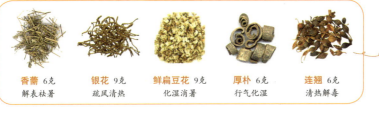

香薷 6克
解表祛暑

银花 9克
疏风清热

鲜扁豆花 9克
化湿消暑

厚朴 6克
行气化湿

连翘 6克
清热解毒

水 1000 毫升，煮取 400 毫升，先服 200 毫升，不出汗再服；如服完两杯也没有出汗，再煮取服用。

💨 手太阴暑温，服香薷饮，⦰微得汗⦱，不可再服香薷饮重伤其表，暑必伤气，最令表虚，虽有余证，知在何经，以法治之。

功效：祛暑清热，化湿解毒。

主治：暑温初起，夏感寒邪，恶寒发热，身重酸痛，面赤口渴，胸闷不舒，汗不出，舌苔白腻，脉浮而数者。

微得汗：身上微微汗出。

最令表虚：易致表虚不固。

【白话译文】

手太阴暑温病，患者在服用香薷饮后，如果身上微微汗出，就不能再服用香薷饮，以防解表太过，损伤卫气。由于暑邪原本就易伤气，容易造成表虚不固的现象发生。因此，暑病出汗后，如还有别的症状，可以根据病症属于哪个经病变，而采用正确的治疗方法。

🖊 读书笔记

香薷饮方

功效：解表清暑，健脾利湿。

主治：适用于夏季感冒，夹暑湿证。

香薷 10克
解表祛暑

白扁豆 5克
健脾祛湿

厚朴 5克
行气化湿

将香薷、厚朴剪碎，白扁豆炒黄捣碎，放入保温杯中，以沸水冲泡，盖严温浸1小时。代茶频饮。

🌀 **手太阴暑温，或已经发汗，或未发汗，而汗不止，烦渴而喘，脉洪大有力者，白虎汤主之；脉洪大而芤者，白虎加人参汤主之；身重者，湿也，白虎加苍术汤主之；汗多，脉散大，喘喝欲脱者，生脉散主之。**

烦渴：烦躁口渴。

喘喝欲脱者：津气大伤，呼吸急促、困难。

【白话译文】

手太阴暑温病，或已采用了辛温发汗药，或还没有采用辛温发汗药，而患者还在不停地出汗，心烦口渴，呼吸表现为粗大且喘，脉象洪大有力的，在治疗方面应采用白虎汤；脉洪大而中空呈芤象的，治疗时应采用白虎加人参汤；身体困重，是兼挟湿邪，应该采用白虎加苍术汤（即白虎汤加9克苍术）进行治疗；汗多不止，脉象散大无力，呼吸急促、困难的，治疗时应该采用生脉散。

✏️ 读书笔记

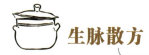 生脉散方

功效：补肺益气，养阴生津。

主治：热伤气阴，肢体倦怠，气短懒言，汗多口渴，咽干舌燥，脉微；久咳肺虚，气阴两伤，干咳少痰，短气自汗，脉虚者。现用于中暑、小儿夏季热、功能性低热及其他发热性疾病而见气阴两伤者。此外，还用于心力衰竭，休克等危急病症。

人参 18克
补气生津

麦冬 6克
养阴清肺

五味子 3克
敛肺止渴

上药用水3杯，煎煮成2杯，分两次服用。药渣还可加水煎服。如服药后，脉象仍然散大无力者，可再用上方煎服，直到脉象收敛为止。

❧　**手太阴暑温，发汗后，暑证悉减，但头微胀，目不了了，余邪不解者，清络饮主之，邪不解而入中下焦者，以中下法治之。**

暑证悉减：暑病的症状大部分已经消除。

【白话译文】

手太阴暑温病用香薷饮发汗后，很大程度地消除了暑病的症状，但还有患者会感到头部微胀、视物不清，这是由于暑热余邪未解，可用清络饮治疗。病邪未解而出现中、下焦症状的患者，则应根据治疗中、下焦病症的方法进行对症治疗。

目不了了：目视昏蒙不清的症状。

清络饮方

功效：清遣暑热。

主治：暑温经发汗后，暑证悉减，头部微胀、视物不清，余邪未解者；或暑伤肺经气分之轻证。主要用于夏月中暑、小儿夏季热等属于暑伤气分轻症者。

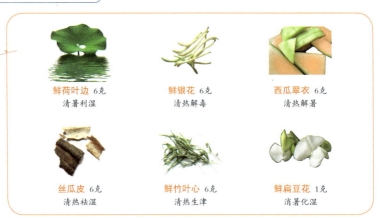

鲜荷叶边 6克
清暑利湿

鲜银花 6克
清热解毒

西瓜翠衣 6克
清热解暑

丝瓜皮 6克
清热祛湿

鲜竹叶心 6克
清热生津

鲜扁豆花 1克
消暑化湿

上药用水400毫升，煮取200毫升，每天喝两次。或煎汤代茶，预防暑病。

🌀 **手太阴暑温，但咳无痰，咳声清高者，清络饮加甘草、桔梗、甜杏仁、麦冬、知母主之。**

咳声清高者：咳声清亮而高亢的患者。

【白话译文】

暑温手太阴病症，只是干咳却没有出现痰液，咳声清亮而高亢的患者，可以用清络饮加甘草（3克），麦冬（9克），桔梗、甜杏仁、知母（各6克）进行对症治疗。

🌀 **两太阴暑温，咳而且嗽，咳声重浊，痰多，不甚渴，渴不多饮者，小半夏加茯苓汤再加厚朴、杏仁主之。**

两太阴：指手太阴肺经和足太阴脾经。

【白话译文】

两太阴暑温病，不仅咳而且嗽，并且咳的声音重浊不清，多痰而口却不甚渴，虽渴但不想多饮的时候，可用小半夏加茯苓汤再加厚朴、杏仁进行对症治疗。

小半夏加茯苓汤再加厚朴杏仁方

功效：宣肺化痰，健脾利湿。

主治：咳嗽痰多，咳声重浊，渴不多饮。

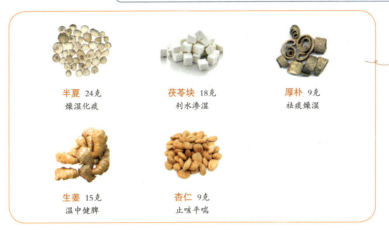

半夏 24克
燥湿化痰

茯苓块 18克
利水渗湿

厚朴 9克
祛痰燥湿

生姜 15克
温中健脾

杏仁 9克
止咳平喘

将以上药材放入砂锅中，倒入8杯甘澜水，煮取3杯，温服，一日三次。

甘澜水：把水放在盆里，用勺子反复扬起，见水中有很多水泡像珍珠一样即为甘澜水。

　脉虚，夜寐不安，烦渴，舌赤，时有谵语，目常开不闭，或喜闭不开，暑入手厥阴也。手厥阴暑温，清营汤主之；舌白滑者，不可与也。

脉虚：脉象虚弱。

舌白滑者：舌苔白腻而滑的。

【白话译文】

脉象虚弱，在晚上的时候睡卧不安，心烦口渴，并且舌的颜色为赤红色，有的时候还语无伦次，两目或是常睁开不闭，或是常闭而不睁开，表明暑邪已经深入手厥阴心包经。手厥阴暑温，则应用清营汤进行对症治疗，但若出现了舌苔白腻而滑，则应禁用。

 清营汤方

功效：清营透热，
养阴活血。

主治：温病邪热传营，身热夜甚，口渴或不渴，时有谵语，心烦不眠，或斑疹隐隐，舌绛而干，脉细数。

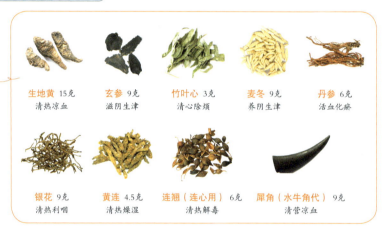

生地黄 15克 清热凉血	**玄参** 9克 滋阴生津	**竹叶心** 3克 清心除烦	**麦冬** 9克 养阴生津	**丹参** 6克 活血化瘀
银花 9克 清热利咽	**黄连** 4.5克 清热燥湿	**连翘（连心用）** 6克 清热解毒	**犀角（水牛角代）** 9克 清营凉血	

用水 1600 毫升，煮取 600 毫升，每服 200 毫升，一日三次。

若寸脉大，舌干较甚者，可去黄连，以免苦燥伤阴；若热陷心包而窍闭神昏者，可与安宫牛黄丸或至宝丹合用以清心开窍；若营热动风而见痉厥抽搐者，可配用紫雪，或酌加羚羊角、钩藤、地龙以熄风止痉；若兼热痰，可加竹沥、天竺黄、川贝母之属，清热涤痰；营热多系由气分传入，如气分热邪犹盛，可重用银花、连翘、黄连，或更加石膏、知母，及大青叶、板蓝根、贯众之属，增强清热解毒之力。

读书笔记

❧　**手厥阴暑温，身热不恶寒，清神不了了，时时谵语者，安宫牛黄丸主之，紫雪丹亦主之。**

【白话译文】

手厥阴暑温病，身体发热却不恶寒，神志昏迷，嘴里还不住地说胡话的患者，应用安宫牛黄丸或紫雪丹进行对症治疗。

清神不了了，时时谵语者：神志不清，不时地说胡话者。

❧　**寒热，热伤于表也。舌白不渴，湿伤于里也，皆在气分。而又吐血，是表里气血俱病，岂非暑瘵（zhài）重证乎？此证纯清则碍虚，纯补则碍邪，故以清络饮清血络中之热而不犯手。加杏仁利气，气为血帅故也；薏苡仁、滑石，利在里之湿，冀邪退气宁而血可止也。**

暑瘵：感受暑热突然咯血，症如肺痨的病症。

气为血帅：是指气对血的作用，主要体现在气能生血、气能行血、气能摄血三个方面。

【白话译文】

"发热恶寒"其实是暑热伤于卫表的症状：一方面舌苔白腻而口不渴，属湿邪内阻的表现。另一方面均为气分证。如果同时又见到吐血，即为表里气血俱病了。难道不是暑瘵重证吗？针对如何治疗本证的问题，如果单纯地清热，会使正气更虚，如果单纯地补虚，又会影响到祛邪，因此应当用清络饮清血络中的邪热，这样也符合手太阴病变的治疗原则，方中添加杏仁所起的作用是宣肺利气，这是由于气为血帅；方中添加薏苡仁、滑石，主要是为了淡渗利湿，希望病邪退去气机安宁而使血止。

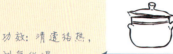

清络饮加杏仁薏苡仁滑石汤方

功效：清透络热，利气化湿。

主治：暑瘵，咳热，舌白不渴，吐血者。

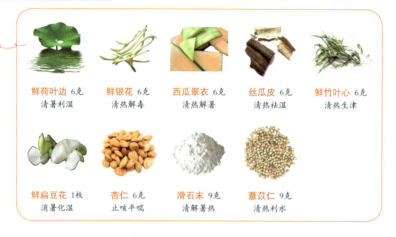

鲜荷叶边 6克
清暑利湿

鲜银花 6克
清热解毒

西瓜翠衣 6克
清热解暑

丝瓜皮 6克
清热祛湿

鲜竹叶心 6克
清热生津

鲜扁豆花 1枚
消暑化湿

杏仁 6克
止咳平喘

滑石末 9克
清解暑热

薏苡仁 9克
清热利水

上药用水 400 毫升，煮取 200 毫升，每天服两次。

🌺 小儿之阴，更虚于大人，况暑月乎！一得暑温，不移时有过卫入营者，盖小儿之脏腑薄也。血络受火邪逼迫，火极而内风生，俗名急惊。混与发散消导，死不旋踵（zhǒng）。惟以清营汤清营分之热而保津液，使液充阳和，自然汗出而解，断断不可发汗也。可少与紫雪者，清包络之热而开内窍也。

不移时：不到一个时辰，就是不一会儿的意思。

旋踵：掉转脚跟，比喻时间极短。

津液：是指人体所有正常水液的总称。津液中，质地较清稀，流

【白话译文】

　　小儿的阴气与成人的阴气相比更虚，况且又是在暑季呢！小儿一旦患上了暑温，也许很快就会越过卫分而进入营分，这是因为小儿的脏腑非常娇嫩，营血热邪亢盛，热极生风，人们常常称这种病症为"急惊风"。针对这种情况，若乱用了发散风寒和消导积滞的治疗方法，那么患儿也许会马上死亡。只有用清营汤来清营分中的邪热，对阴液进行保护和充长，使阳气调和，才能自然地通过汗出而使病邪得解，但是千万不能发汗。不过可以给患者服用少量的紫雪丹，以清心包的邪热，进而开窍息风。

🌀　**大人暑痫，亦同上法。热初入营，肝风内动，手足瘛疭（chì zòng），可于清营汤中，加钩藤、丹皮、羚羊角。**

【白话译文】

　　成人若患上了暑痫，也可用上条所述的方法进行治疗。如果热邪只是初入营分，肝风内动，手足表现抽搐，便可在清营汤中另外再加入钩藤、丹皮和羚羊角这三味药进行治疗。

动性较大，布散于体表皮肤、肌肉和孔窍，并能渗入血脉之内，起滋润作用的，称为津；质地较浓稠，流动性较小，灌注于骨节、脏腑、脑、髓等，起濡养作用的，称为液。

瘛疭：是中医术语，主要指手脚痉挛、口斜眼歪的症状。

✏️ 读书笔记

伏暑

❧ 暑兼湿热，偏于暑之热者为暑温，多手太阴证而宜清；偏于暑之湿者为湿温，多足太阴证而宜温；温热平等者两解之。各宜分晓，不可混也。

各宜分晓：应该分辨清楚。

【白话译文】

暑邪同时兼有湿、热的性质，若偏重于热即为暑温，病变大部分在手太阴肺经，此时宜用清泄暑热的方法进行治疗；若偏重于湿即为湿温，病变大部分在足太阴脾经，此时宜用温燥祛湿的方法进行治疗；若湿热并重，则可以同时用清热和化湿的治疗方法。总而言之，临症必须分辨清楚才是，绝对不可以混淆。

❧ 长夏受暑，过夏而发者，名曰伏暑。霜未降而发者少轻，霜既降而发者则重，冬日发者尤重，子、午、丑、未之年为多也。

长夏：农历六月，一般指夏秋之交的季节。

少轻：这里指疾病的症状比较轻。

【白话译文】

如果在长夏季节感受了暑邪，在当时并没有发病，而是待夏天过后才发病的，人们称这种病症为伏暑。如果是在霜降前发病的，病情较轻；如果在霜降后发病的，病情就比较严重了；而到了冬季的时候才发病的，病情会更加的严重。通常情况下，本病在子、午、丑、未的年份比较多见。

⌇ 头痛恶寒，与伤寒无异。面赤烦渴，则非伤寒矣，然犹似伤寒阳明证。若脉濡（rú）而数，则断断非伤寒矣。盖寒脉紧，风脉缓，暑脉弱，濡则弱之象，弱即濡之体也。濡即离中虚，火之象也。紧即坎中满，水之象也。火之性热，水之性寒，象各不同，性则迥（jiǒng）异，何世人悉以伏暑作伤寒治，而用足六经羌、葛、柴、芩，每每杀人哉！象各不同，性则迥异，故曰虽在冬月，定其非伤寒而为伏暑也。冬月尤为伏暑，秋日可知。伏暑之与伤寒，犹男女之别，一则外实中虚，一则外虚中实，岂可混哉！

【白话译文】

　　患者头痛恶寒，和伤寒太阳病没有什么区别，而颜面红赤，心烦口渴，表明并非伤寒病，只是与伤寒阳明证类似。若脉濡而数，就一定不是伤寒病。因为感受寒邪出现紧脉，感受风邪出现缓脉，感受暑邪出现弱脉，濡脉属于弱脉之类，因此说濡脉的本体是弱脉。根据八卦理论，离中虚的表现之一为濡脉，濡脉属火象，而紧脉是坎中满

烦渴：心烦、口渴。

脉濡：是一种脉象名，脉象浮而细软，轻按可得，重按反不明显。多见于亡血伤阴或湿邪留滞之证。

离中虚：离，《易经》卦名。离卦外阳内阴故称"中虚"。

坎中满：坎，《易经》卦名，坎卦外阴内阳故称中满。

迥异：意思是相差很远，完全不同。

外实中虚：是身体里面有实邪，外在表现是虚证的一组临床表现。

的象征，属水象。从性质方面而言，火属热，水属寒，卦象不一样，性质方面也会存在不小的差异，无奈世人都将伏暑当作伤寒治疗，用治疗伤寒足太阳膀胱经的羌活、葛根、柴胡和黄芩，往往会伤害到人的性命。刚刚说过，卦象不一样，性质差别会很大，因此，尽管发病的季节在冬天，仍认为它并非伤寒而是伏暑。既然发于冬季的尚且定为伏暑，那么发于秋天的就更显而易见了。伏暑与伤寒就如同男性与女性，伏暑属外实内虚，而伤寒则是外虚内实，万万不可混淆。

伏暑与伤寒的症状区别

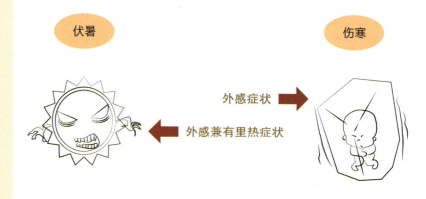

表实：病症名。属表证的一种类型。指外邪侵袭，阳气集于肌表，正邪相争，腠理客闭所出现的证候。临床上除有表证症状外，以无汗、头身疼痛、脉浮紧为特征。

🌀 **太阴伏暑，舌白口渴，无汗者，银翘散去牛蒡（bàng）、玄参加杏仁、滑石主之。此邪在气分而表实之证也。**

【白话译文】

得了太阴伏暑病，如果出现舌苔颜色发白、口渴、无汗的患者，则应用玄参银翘散去掉牛蒡子、玄参，加杏仁和滑石进行对症治疗。这是因为邪在气分而属于表实之证。

银翘散去牛蒡玄参加杏仁滑石方

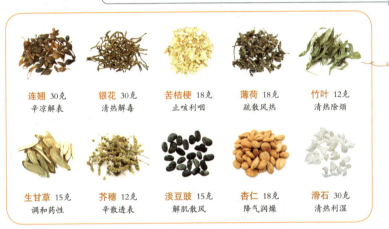

连翘 30克	银花 30克	苦桔梗 18克	薄荷 18克	竹叶 12克
辛凉解表	清热解毒	止咳利咽	疏散风热	清热除烦
生甘草 15克	芥穗 12克	淡豆豉 15克	杏仁 18克	滑石 30克
调和药性	辛散透表	解肌散风	降气润燥	清热利湿

功效：清暑祛湿，宣泄腠理。

主治：适用于太阴伏暑、舌白口渴、无汗者。临床见发热恶寒、咽痛有脓点、口干口渴、舌苔腻。

将上述药物制成散剂，每次服18克，鲜苇根汤煎，香气大出，即可以服用，不要过度煎煮，服药后病未愈，可以再次煎煮。

太阴伏暑，舌赤，口渴，无汗者，银翘散加生地、丹皮、赤芍、麦冬主之。此邪在血分而表实之证也。

舌赤：舌质赤红，故邪在血分。

【白话译文】

得了太阴伏暑病，如出现舌质红赤、口渴、身上没有出汗的，则应用银翘散加生地、丹皮、赤芍和麦冬对症治疗。这是因为邪在血分而属于表实之证。

银翘散加生地丹皮赤芍麦冬方

功效：清营养阴，凉血散血。

主治：适用于太阴伏暑病，舌赤口渴、无汗者。常用于治疗血热导致的皮肤病、出血证等。

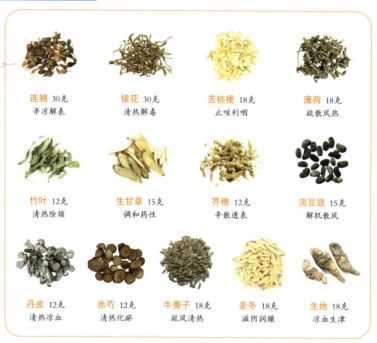

连翘 30克
辛凉解表

银花 30克
清热解毒

苦桔梗 18克
止咳利咽

薄荷 18克
疏散风热

竹叶 12克
清热除烦

生甘草 15克
调和药性

芥穗 12克
辛散透表

淡豆豉 15克
解肌散风

丹皮 12克
清热凉血

赤芍 12克
清热化瘀

牛蒡子 18克
疏风清热

麦冬 18克
滋阴润燥

生地 18克
凉血生津

将上述药物制成散剂，每次服18克，鲜苇根汤煎，香气大出，即可以服用，不要过度煎煮，服药后病未愈，可以再次煎煮。

🌀 **太阴伏暑，舌白，口渴，有汗，或大汗不止者，银翘散去牛蒡子、玄参、芥穗，加杏仁、石膏、黄芩主之。脉洪大，渴甚，汗多者，仍用白**

虎法；脉虚大而芤者，仍用人参白虎法。此邪在气分而(表虚)之证也。

> 表虚：病症名。属表证的一种类型。指卫外阳气不足，腠理不固，营阴不能内守所出现的证候。临床上除有表证症状外，以自汗或汗出恶风、脉浮缓为特征。

【白话译文】

得了太阴伏暑病，如舌苔白腻、口渴、有汗或者不停地出汗的患者，则应用银翘散去掉牛蒡子、玄参和荆芥穗，再加入苦杏仁（18克）、石膏（30克）和黄芩（15克）进行对症治疗。如见脉洪大，口渴程度重且出汗多的，仍可以用白虎汤进行对症治疗；如见脉虚大而芤的，仍然用白虎加人参汤进行对症治疗。这是因为邪在气分而属于表虚证。

太阴伏暑，舌赤口渴汗多，加减生脉散主之。此邪在血分而表虚之证也。

> 邪在血分：中医病症名。指多因感受温热邪毒和时行疫气，邪热入营，侵入血分所致病症。临床表现发热、谵语神昏、抽搐或手足蠕动、斑疹、流鼻血时吐血、舌质深绛。

【白话译文】

手太阴伏暑，舌质红，口渴，不停地出汗的，则应用加减生脉散进行对症治疗。这是因为邪在血分而属于表虚证。

加减生脉散方

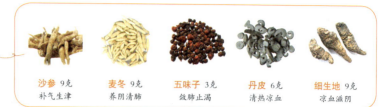

沙参 9克	麦冬 9克	五味子 3克	丹皮 6克	细生地 9克
补气生津	养阴清肺	敛肺止渴	清热凉血	凉血滋阴

功效：养阴生津，凉血清热。

主治：太阴伏暑，邪在血分，口渴，汗多，舌赤者。

以上药材放入砂锅中，加水五杯，煎煮至药汁剩下两杯，温服，每天两次。

🌀 **伏暑、暑温、湿温，证本一源，前后互参，不可偏执。**

证本一源：引起病症的原因是相同的。

【白话译文】

伏暑、暑温和湿温这三种病的发生都关系到暑、热、湿，因此，对其辨证治疗可以前后相互参照，不可以拘执一端。

湿温、寒湿

🌀 **头痛，恶寒，身重疼痛，舌白，不渴，脉弦细而濡，面色淡黄，胸闷不饥，午后身热，状若阴虚，病难速已，名曰湿温。汗之则神昏耳聋，**

胸闷不饥：感觉呼吸费力或气不够用，且没有饥饿的感觉。

甚则目瞑不欲言；下之则洞泄；润之则病深不解。长夏、深秋、冬日同法，三仁汤主之。

目瞑：闭上眼睛。

洞泄：是食后即泄，泄下物完谷不化，即脾阳虚泄泻。

【白话译文】

患者表现出头痛、恶寒、身体困重疼痛、舌苔白腻、口不渴，在脉象方面表现出弦细而濡，面色淡黄，胸闷，也没有饥饿感，午后出现发热的症状，与阴虚发热相类似，且难以迅速治愈的疾病，人们称其为"湿温病"。而在治疗湿温病这一问题上，若误用辛温发散治法，就会出现神志迷糊、耳聋的情况，甚至还会出现两目闭合而不想说话的病症；若误用了苦寒攻下之剂，就会出现脾阳虚大便泻痢不止的情况，若误用了滋润养阴就会使病邪锢结于里，就会很难解除。在治疗本病这个问题上，不管发生在长夏和深秋，还是发生在冬天，都应使用一样的治法，均应以三仁汤为主。

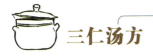

三仁汤方

功效：清热利湿，祛肠湿泄。

主治：湿温初起，头痛恶寒，身重疼痛，舌白不渴，脉弦细而濡，面色淡黄，胸闷不饥，午后身热，状若阴虚，病难速已。

杏仁 15克
宣肺祛湿

飞滑石 18克
利水祛湿

白通草 6克
清热利尿

白蔻仁 6克
行气化湿

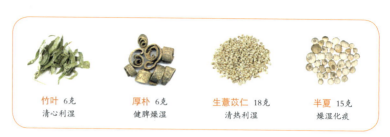

竹叶 6克　厚朴 6克　生薏苡仁 18克　半夏 15克
清心利湿　健脾燥湿　清热利湿　燥湿化痰

上药用甘澜水2000毫升，煮取750毫升，每天服用三次。

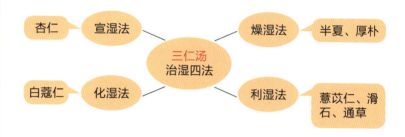

杏仁　宣湿法　　　　　　燥湿法　半夏、厚朴

三仁汤
治湿四法

白蔻仁　化湿法　　　　　利湿法　薏苡仁、滑石、通草

🌀 **湿温邪入心包，神昏肢逆，清宫汤去莲心、麦冬，加银花、赤小豆皮，煎送至宝丹，或紫雪丹亦可。**

肢逆：指手足不温。

【白话译文】

如果湿温病邪入心包实际表现为神昏、手足逆冷的时候，则应用清宫汤去掉莲心和麦冬，加上银花和赤小豆皮，煎汤送服至宝丹或者是紫雪丹。

清宫汤去莲心麦冬加银花赤小豆皮方

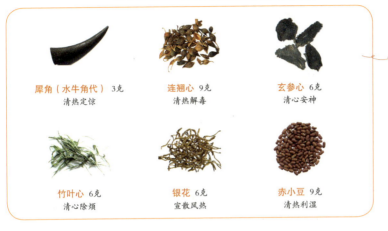

犀角（水牛角代）3克
清热定惊

连翘心 9克
清热解毒

玄参心 6克
清心安神

竹叶心 6克
清心除烦

银花 6克
宣散风热

赤小豆 9克
清热利湿

功效：除热祛湿，解毒清心。

主治：湿温邪入心包，神昏肢逆。

煎汤送服至宝丹或紫雪丹。

🌀 **湿温喉阻咽痛，银翘马勃散主之。**

肺主气。湿温者，肺气不化，郁极而一阴一阳（谓心与胆也）之火俱结也。盖金病不能平木，木反挟心火来刑肺金。喉即肺系，其闭在气分者即阻，闭在血分者即痛也，故以轻药开之。

喉阻：喉部不畅，多与湿浊凝聚有关。

金病不能平木：五行学说中，金克木，肺属金，肝属木。肺金有病无法平抑肝木。

轻药：是指味薄气轻，药质轻浮之品，以植物的花、叶、穗、皮为主。以治疗上焦、肺病为主。

【白话译文】

如果湿温病表现为咽喉阻塞疼痛，则应用银翘马勃散进行对症治疗。

肺主宰着全身的气，而在"湿温病"当中，由于湿邪阻遏而导致肺的气机无法得到宣化。如果一阴一阳（一阴指手少阴君火，一阳指足少阳胆火）的火均聚于上而在咽喉郁结，那么则会导致咽喉部的阻塞和咽喉部的疼痛。由于肺金有病而无法平抑胆木，所以说，胆木反而可挟心火而上灼于肺金。由于喉部为肺金所系，所以如肺金火盛则会导致咽喉部的阻塞和咽喉部的疼痛。如果病变在气分，则应以咽喉的阻塞为主体；如果病变在血分，则应以咽喉的疼痛为主体。由于病变在上，因此采用轻药进行对症治疗。

 银翘马勃散方

功效：清热利咽。

主治：湿温喉阻咽痛。

连翘 30克
清热解毒

牛蒡子 18克
散热清肺

银花 15克
清热利咽

射干 9克
清热祛痰

马勃 6克
清肺利咽

上药制成散剂，每次服用 18 克，水煎煮服用。咽喉不利较甚者，加滑石、桔梗、芦根宣肺清热化湿，呼吸急促多痰，加杏仁、车前子肃降肺气，化痰利湿。

气分痹郁而哕：肺气痹郁，导致胃气不降而上逆打嗝。

痹郁：气机壅滞。

太阴湿温，气分痹（bì）郁而哕（yuě）者（别名为呃），宣痹汤主之。上焦清膹（fèn）郁，亦能致哕，治法故以轻宣肺痹为主。

【白话译文】

如果湿温之邪在手太阴肺经，则湿热郁阻气机，胃气不降，导致喉间连声作响的打嗝。对于本病，应用宣痹汤进行治疗。凡是上焦肺气郁阻不得宣通的患者，都会出现"哕"的情况，因此在治疗方面应以轻宣肺气的痹阻为主。

宣痹汤方

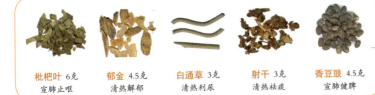

枇杷叶 6克　　郁金 4.5克　　白通草 3克　　射干 3克　　香豆豉 4.5克
宣肺止呕　　　清热解郁　　　清热利尿　　清热祛痰　　宣肺健脾

功效：苦辛通阳，轻宣肺痹。

主治：适用于太阴湿温、气分痹郁而咳者。现代医学可用于肺纤维化、变异性哮喘和难治支原体肺炎等。

上药用水 5 杯，煮取 2 杯，分两次服。

如湿兼风热而发热咽痛者，可合银翘马勃散；湿兼风寒而恶寒头痛者，可合小柴胡汤；湿兼痰阻而胸脘痞满者，可加温胆汤；兼部热较重而胸中烦热者，可并用栀子豉汤等。

🌀 **太阴湿温喘促者，千金苇茎汤加杏仁、滑石主之。**

喘促：呼吸急促。

【白话译文】

手太阴湿温，呼吸急促，是湿热之邪拥堵肺气所致。应用千金苇茎汤加杏仁和滑石进行对症治疗。

千金苇茎汤加滑石杏仁汤方

功效：清肺止咳，利湿排脓。

主治：适用于太阴湿温喘促者。夏季雨湿季节导致的湿热哮喘，及其他肺病也可用此方。

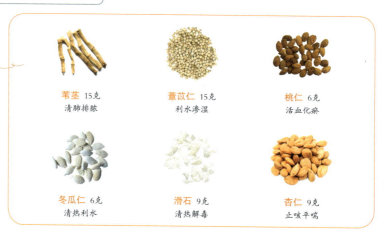

苇茎 15克
清肺排脓

薏苡仁 15克
利水渗湿

桃仁 6克
活血化瘀

冬瓜仁 6克
清热利水

滑石 9克
清热解毒

杏仁 9克
止咳平喘

上药用水8杯，煮取3杯，一日内分三次服。

❤ 《金匮》谓太阳中暍，身热疼痛而脉微弱，此以**夏月伤冷水**，水行皮中所致也，一物瓜蒂汤主之。此热少湿多，阳郁致病之方法也。瓜蒂涌吐其邪，暑湿俱解，而**清阳**复辟矣。

夏月伤冷水：夏天感受的寒湿邪气。

清阳：即阳气。阳气清轻上升，故称清阳。

【白话译文】

《金匮要略》这样说道：太阳中暍，症见身体发热并且有疼痛和脉微弱。这是由于夏天感受寒湿邪气行于皮中而形成的病症，治疗本病应采用一物瓜蒂汤。这是由于暑热病邪比较轻微，湿邪比较严重，阳气郁滞导致的疾病。方用瓜蒂涌吐暑湿病邪，只要解除了暑湿之邪，阳气就可以宣通了。

一物瓜蒂汤方

瓜蒂 20个
涌吐祛湿

上药捣碎，用逆流水8杯煎成3杯，先服1杯，如不吐，再服1杯，吐了以后，剩下的药就不要再服了。体虚的患者在方中加入参芦9克。

寒湿伤阳，形寒脉缓，舌淡，或白滑，不渴，经络拘束，桂枝姜附汤主之。

【白话译文】

寒湿之邪损伤阳气，如果实际表现为形体寒冷不温，脉象缓，舌淡，或舌苔白滑，口不渴，全身经脉拘急不舒的，那么在治疗方面则应用桂枝姜附汤。

桂枝姜附汤方

桂枝 18克
发汗解肌

干姜 9克
温中散寒

生白术 9克
健脾燥湿

熟附子 9克
温阳散寒

用水1000毫升，煮取400毫升，药渣再煮取200毫升，每服200毫升，一日三次。

功效：涌吐暑湿邪气。

主治：太阳中暍，身热疼重，而脉微弱，此以夏月伤冷水，水行皮中，身面四肢水肿。

逆流水：水流动中倒流的水。因为其性逆而倒上，所以可以用于吐痰饮药物。

经络拘束：指肢体拘急不舒。

功效：温阳散寒。

主治：寒湿伤阳，形寒脉缓，舌淡或白滑，不渴，经络拘束。

温疟

> 🌊 **骨节疼烦，时呕，其脉如平，但热不寒，名曰温疟，白虎加桂枝汤主之。**

骨节疼烦：阴伤
而虚，阳气独发，
故骨节疼痛、烦
燥不安。

【白话译文】

疟疾病在发作的时候，表现为骨节疼痛、烦躁不安，时不时地还会作呕，但是脉象方面却像普通的疟疾一般，只发热而不恶寒，人们称这种疟疾为"温疟"。在治疗方面应用白虎加桂枝汤。

白虎加桂枝汤方

功效：清热通络
止痛。

主治：温疟，其
脉如平，身无寒
但热，骨节疼烦，
时呕，风湿热痹，
壮热汗出，气粗
烦躁，关节肿痛，
口渴苔白，脉弦
数。现代医学常
用于治疗急性痛
风性关节炎、风
湿性关节炎、类
风湿性关节炎。

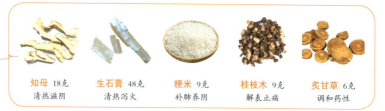

知母 18克　生石膏 48克　粳米 9克　桂枝木 9克　炙甘草 6克
清热滋阴　清热泻火　补肺养阴　解表止痛　调和药性

上面药物混合，磨成比较粗的粉末。每服 15 克，用水 250 毫升，煎至 200 毫升，去渣温服。汗出就痊愈了。

> 🌊 **但热不寒，或微寒多热，舌干口渴，此乃阴气先伤，阳气独发，名曰瘅（dān）疟，五汁饮主之。**

但：只。

【白话译文】

疟疾患者只发热不恶寒，或者仅仅表现为轻微的恶寒而热势程度比较重，舌干燥，口渴，这就是阴气首先遭到了损伤，阳热之气独盛于里所致，人们称这种疾病为"瘅疟"，应采用五汁饮（见13页）进行对症治疗。

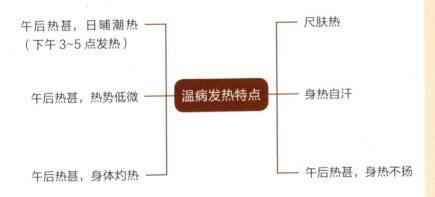

午后热甚，日晡潮热（下午 3~5 点发热）

午后热甚，热势低微

午后热甚，身体灼热

温病发热特点

尺肤热

身热自汗

午后热甚，身热不扬

🌀 舌白，渴饮，咳嗽频仍，寒从背起，伏暑所致，名曰肺疟，杏仁汤主之。肺疟，疟之**至浅**者。肺疟虽云易解，稍缓则深，最忌用治疟**印板俗例**之小柴胡汤。盖肺去少阳半表半里之界尚远，不得引邪深入也，故以杏仁汤轻宣肺气，**无使邪聚**则愈。

至浅：这里指最轻微的病。

印板俗例：木板印刷的底板叫"印版"；俗例是平素的常例，比喻死板的俗套。

无使邪聚：不能使邪气聚集起来。

【白话译文】

疟疾患者舌苔颜色发白，口渴想饮水，咳嗽频频发作，背部寒冷，这是因伏暑而导致的，人们称其为"肺疟"，治疗方剂应采用杏仁汤。在疟疾中，肺疟是祛邪最为轻浅的一种。尽管一般认为肺疟不难治疗，但是若不及时治疗，也会造成疾病的深入，用平时治疗疟疾的小柴胡汤进行治疗就犯了大忌。因为肺离半表半里的少阳病还很远，误用小柴胡汤就会反引邪深入，应通过使用杏仁汤轻宣肺气，不要使暑湿之邪聚集起来，这样才能够恢复。

 杏仁汤方

功效：宣肺清热，祛湿养阴。

主治：肺疟，频繁咳嗽，寒从背起，舌苔发白，口渴想饮水，伏暑所致。

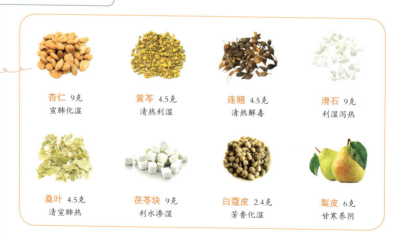

杏仁 9克
宣肺化湿

黄芩 4.5克
清热利湿

连翘 4.5克
清热解毒

滑石 9克
利湿泻热

桑叶 4.5克
清宣肺热

茯苓块 9克
利水渗湿

白蔻皮 2.4克
芳香化湿

梨皮 6克
甘寒养阴

上药用水600毫升，煮取400毫升，每天服用两次。

热多昏狂，谵语，烦渴，<u>舌赤中黄</u>，脉弱而数，名曰心疟，加减银翘散主之。兼秽，舌浊，口气重者，安宫牛黄丸主之。

→ 舌赤中黄：舌质红，舌苔中间位置发黄。

→ 口气重：指口臭气比较明显。

【白话译文】

疟疾患者表现为高热，神志不清，狂躁不安，语无伦次，口渴，舌质红赤，舌苔中间为黄颜色，脉象弱而数，人们称其为"心疟"，治疗本病应用加减银翘散；如兼有秽浊之气，舌苔垢浊，口臭比较明显的，则应用安宫牛黄丸进行对症治疗。

加减银翘散方

→ 功效：宣肺清热，清心安神。

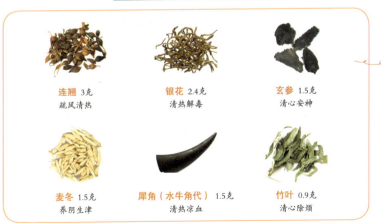

连翘 3克
疏风清热

银花 2.4克
清热解毒

玄参 1.5克
清心安神

麦冬 1.5克
养阴生津

犀角（水牛角代） 1.5克
清热凉血

竹叶 0.9克
清心除烦

→ 主治：主治心疟。适合疟邪在肺，逆传心包，热多昏狂，谵语烦渴，舌赤中黄，脉弱而数，受邪较浅者。

上药一起研成粗末，煎煮，煎成后去除药渣服。并加入鲜荷叶的汁两三茶匙，一日服三次。

秋燥

❧ **秋感燥气，右脉数大，伤手太阴气分者，桑杏汤主之。**

右脉数大：右手
脉象数而大，即
脉跳得快且脉来
急速。

【白话译文】

秋季感受燥热之邪，在初起的时候，右手脉象数而大，这是燥邪伤于手太阴肺经气分造成的，治疗本病应用桑杏汤进行治疗。

 桑杏汤方

功效：清宣燥热，
润肺止咳。

主治：秋感温燥，
灼伤肺津，身不
甚热，干咳无痰，
咽干口渴，舌红，
苔薄白而燥，右
脉数大者。

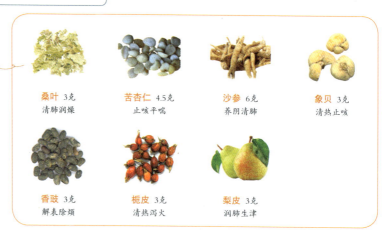

桑叶 3克
清肺润燥

苦杏仁 4.5克
止咳平喘

沙参 6克
养阴清肺

象贝 3克
清热止咳

香豉 3克
解表除烦

栀皮 3克
清热泻火

梨皮 3克
润肺生津

上药用水 400 毫升，煮取 200 毫升，顿服。重者再服。

❧ **感燥而咳者，桑菊饮主之。亦救肺卫之轻剂也。**

感燥而咳：感受
燥邪而导致咳嗽。

【白话译文】

由于感受了燥邪而导致咳嗽的，治疗方面应采用桑菊饮。同时，这也是治疗邪在肺卫的辛凉轻剂。

🌀 **燥伤肺胃阴分，或热或咳者，沙参麦冬汤主之。此条较上二条，则病深一层矣，故以甘寒救其津液。**

甘寒：是中药的一种特性，指药物的味道甘甜，而药性则是寒凉的。

【白话译文】

如外感燥邪气灼伤肺胃阴液，表现为身热不退或干咳不止的，治疗应采用沙参麦冬汤。该条所说的病症，比上面两条的病情更加深入，因此必须用甘寒养阴生津之剂来对肺胃之阴进行挽救。

 沙参麦冬汤方

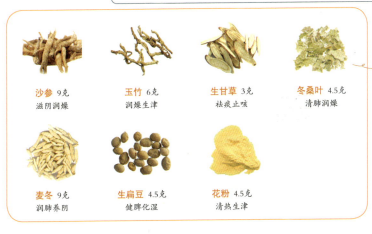

| 沙参 9克 | 玉竹 6克 | 生甘草 3克 | 冬桑叶 4.5克 |
| 滋阴润燥 | 润燥生津 | 祛痰止咳 | 清肺润燥 |

| 麦冬 9克 | 生扁豆 4.5克 | 花粉 4.5克 |
| 润肺养阴 | 健脾化湿 | 清热生津 |

功效：清养肺胃，生津润燥。

主治：燥伤肺胃阴分，津液亏损，咽干口渴，干咳痰少而黏，或发热，脉细数，舌红少苔者。

用水 1000 毫升，煮取 400 毫升，每天服用二次。久热久咳者，加地骨皮 9 克。

 燥气化火，清窍不利者，翘荷汤主之。清窍不利，如耳鸣、目赤、龈胀、咽痛之类。翘荷汤者，亦清上焦气分之燥热也。

清窍：指头部七窍，也被称为"上窍"，包括两个眼孔、两个鼻孔、两个耳孔，以及口腔。

【白话译文】

感受燥邪后，燥邪化火上犯头面而出现了清窍不利情况的患者，治疗汤方应采用翘荷汤。清窍不利的病症包括耳鸣、双眼红赤、齿龈肿胀、咽喉疼痛等。此时，应采用翘荷汤进行治疗，以清上焦气分的燥热之邪。

翘荷汤方

功效：清上宣肺。

主治：燥气化火，清窍不利，耳鸣目赤，龈胀咽痛者。

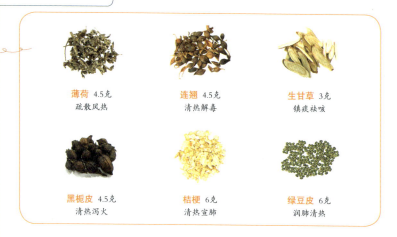

上药以水 400 毫升，煮取 200 毫升，顿服。每天服两剂，

严重者每天服三剂。耳鸣者，加羚羊角、苦丁茶；目赤者，加鲜菊叶、苦丁茶、夏枯草；咽痛者，加牛蒡子、黄芩。

诸气膹郁（fèn yù），诸痿（wěi）、喘、呕之因于燥者，喻氏清燥救肺汤主之。

> 膹郁：指胸闷痞满不适，呼吸急促。

> 痿：指各种痿躄（bì），是病名，主要指四肢痿弱、足不能行。

【白话译文】

各种气机郁阻而导致呼吸急促、胸闷，或表现为下肢痿软无法站立行走，气喘、呕吐等，若是因感受燥邪伤肺而导致的，则应用喻嘉言的清燥救肺汤对症治疗。

清燥救肺汤方

> 功效：清燥润肺。

> 主治：外感燥火伤肺，身发寒热，喘促气逆，咳嗽不止，咳痰带血，甚则引动胃气，呕吐痰涎，脉躁疾。

石膏 7.5克
清泄肺热

麦冬(不去芯) 6克
养阴润肺

生甘草 3克
健脾化痰

霜桑叶 9克
清肺润燥

人参 2.1克
益气生津

阿胶 2.4克
滋阴润燥

炙枇杷叶(去净毛) 1.8克
止咳平喘

苦杏仁(打成泥) 2.1克
止咳平喘

胡麻仁(炒过再研细) 3克
养阴润燥

用水1碗，煎煮到水剩六成时即成，连续分两三次趁温服下。如喉中痰液多的，可加贝母、瓜蒌；如阴血亏虚的，加生地黄；如邪热较甚的，加入犀角（水牛角代）、羚羊角，或加入牛黄。

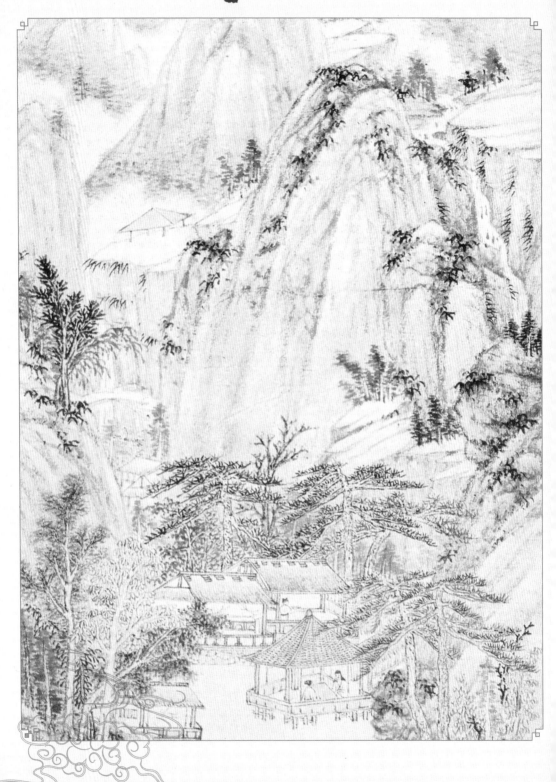

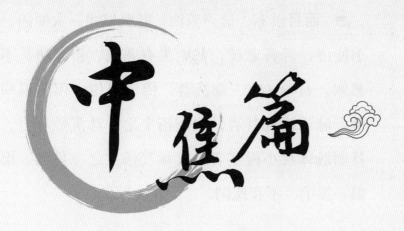

名家带你读

　　本章论述了各种中焦病症。中焦病症，是指温病自上焦开始，顺传至中焦，表现出的脾胃证候。处于温病的中期，病机的特点为病邪虽盛，正气却未大伤，故邪正斗争剧烈，治疗得当尚可祛邪外出而解。胃喜润恶燥，病邪燥化，则出现阳明经胃的燥热证，治疗需通腑泄热。脾喜燥而恶湿，病邪湿化，则见太阴脾的湿热证候，治疗应清热化湿。中焦病不治，则传下焦。

风温、温热、温疫、温毒、冬温

面目俱赤，语声重浊，呼吸俱粗，大便闭，小便涩，舌苔老黄，甚则黑有芒刺，但恶热，不恶寒，日晡（bū）益甚者，传至中焦，阳明温病也。脉浮洪躁甚者，白虎汤主之；脉沉数有力，甚则脉体反小而实者，大承气汤主之。暑温、湿温、温疟，不在此例。

面目俱赤：指颜面和眼白都是红色的。

日晡：指申时，下午3～5时。

脉沉数有力：脉象为沉脉，且快而有力量。

【白话译文】

凡是患上风温、温热、温疫、温毒和冬温等温病的患者，表现出面部和眼白颜色发红，声音重浊，呼吸气粗，大便闭结不通，小便短赤不畅，舌苔颜色为老黄色，严重的还会出现色黑而粗糙起刺的情况，如果患者仅仅感觉怕热不怕冷，热势亢盛，特别是在下午 3～5 时更为明显，这表明病邪已传入中焦阳明，形成"阳明温病"。如果患者的脉象明显浮洪而躁急，则应采用白虎汤；如果患者的脉象沉数而有力，甚至反而表现为小而实，则应采用大承气汤。暑温、湿温和温疟等这些疾病，则不属于本条讨论的范围。

읽书笔记

三焦传遍规律

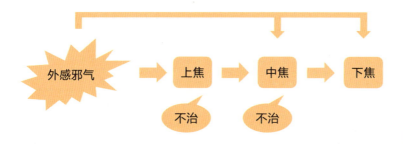

外感邪气 ➡ 上焦 ➡ 中焦 ➡ 下焦

不治　　不治

大承气汤方

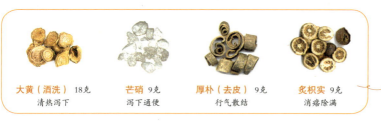

大黄（酒洗）18克
清热泻下

芒硝 9克
泻下通便

厚朴（去皮）9克
行气散结

炙枳实 9克
消痞除满

上四味，用水1000毫升，先煮厚朴、枳实，取500毫升，去渣；放入大黄，再煮取200毫升，去渣，放入芒硝，再上微火煎煮1～2次沸腾，分两次温服。泻下之后就不要再服了。

阳明温病，脉浮而促者，减味竹叶石膏汤主之。脉促，谓数而时止，如趋者过急，忽一蹶（jué）然，其势甚急，故以辛凉透表重剂，逐邪外出则愈。

【白话译文】

阳明温病，若脉象浮而急促，则用减味竹叶石膏汤进

功效：峻下热结。

主治：承气汤的适应证主要包括阳明腑实证见大便不通、脘腹痞满等症状；热结旁流证见下利清水，臭秽难闻，脐腹疼痛等症状；以及里热实证所致的各种病症，如热厥、痉病或发狂等。此外，还常用于治疗急性单纯性肠梗阻、急性胆囊炎、急性阑尾炎等病症。

阳明温病：是中焦阳热病症，包括中焦阳明经证和阳明腑实证。

脉促：一种脉象，指脉来急数且有不规则的间歇。

蹶然：突然摔倒的样子。

行治疗。脉促，指的是脉象至数增加而有时也会出现遏止的现象，就好像快步行走的人遇到紧急情况而突然摔倒，病势很急，因此应用辛凉清热透邪的重剂，驱逐病邪后就能够恢复。

 减味竹叶石膏汤方

功效：清热生津，甘以缓急。

主治：适用于阳明温病，脉浮而促者。

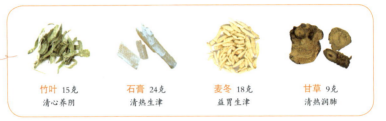

竹叶 15克
清心养阴

石膏 24克
清热生津

麦冬 18克
益胃生津

甘草 9克
清热润肺

上药加水8杯，煮取药液3杯，每2小时服1杯，大约6小时服完。

悉有：全部都有。

🌀 **阳明温病，诸证悉有而微，脉不浮者，小承气汤微和之。**

【白话译文】

阳明温病，各种症状都具备但较轻，脉象不浮，这种情况可用小承气汤以和胃气。

✏️读书笔记

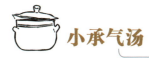

小承气汤

大黄（酒洗）12克
泻热通便

炙厚朴（去皮）6克
行气散满

炙枳实 3枚
破气消痞

上药三味，以水 800 毫升，煮取 400 毫升，去渣，分两次温服。

🌀 **阳明温病，汗多，谵语，舌苔老黄而干者，宜小承气汤。**

【白话译文】

阳明温病，若表现为出汗多，语无伦次，舌苔颜色为老黄色且舌质干燥，则可用小承气汤进行对症治疗。

🌀 **阳明温病，无汗，小便不利，谵语者，先与牛黄丸；不大便，再与调胃承气汤。**

【白话译文】

阳明温病，不出汗，小便不利，神志不清，胡言乱语的，应先服用牛黄丸，如果服药后依然不大便，则继续服调胃承气汤。

调胃承气汤方

功效：缓下热结。

主治：阳明病胃肠燥热。适用于内热持续向外蒸发，口渴便秘，腹满拒按，舌苔正黄，脉滑数；也用于肠胃热盛而发斑，吐血，鼻子出血，口齿咽喉肿痛，中消，痈病等。

大黄（去皮、酒洗） 12克
泻火通结

炙甘草 6克
软坚润燥

芒硝 15克
甘缓和中

上面三种药，用水 600 毫升，先煮大黄、甘草，取 200 毫升，去渣，放入芒硝，再用小火煮沸，温服。虚寒性便闭忌用。

肢厥：指四肢清冷不温，手足逆冷的症状。

瘛疭：中医术语，指手脚痉挛、口斜眼歪的症状。

胸腹满坚，甚则拒按：胸腹痞满坚硬，按之胀满痛甚，因而拒绝触按。

　　阳明温病，面目俱赤，⟨肢厥⟩（jué），其则通体皆厥，不⟨瘛疭⟩（chì zòng），但神昏，不大便七八日以外，小便赤，脉沉伏，或并脉亦厥，胸腹满坚，甚则拒按，喜凉饮者，大承气汤主之。

【白话译文】

　　阳明温病，面部发红，眼白也发红，但四肢发凉，全身发冷，尽管四肢表现为并不抽搐，但是神志模糊，不大便已有七八日，小便颜色红赤，脉象沉，或出现脉重按也很难触及的"脉厥"。胸腹部胀满坚硬，甚至拒绝触按，口渴且喜欢饮用凉水的，应用大承气汤进行对症治疗。

大、小承气汤和调胃承气汤的区别

方剂名	药物组成	功效主治
大承气汤	枳实、厚朴、大黄、芒硝	峻下热积。可用与强阳明腑实证，里热和热结旁流
小承气汤	枳实、厚朴、大黄	轻下热结，除满消痞。治阳明腑实轻证（易伤阴，温病用得不多）
调胃承气汤	大黄、炙甘草、芒硝	缓下热结。主阳明病胃肠燥热（对上、中、下三焦有热皆可加减应用，温病中应用广泛）

❧　　阳明温病，纯利稀水无粪者，谓之热结旁流，调胃承气汤主之。热结旁流，非气之不通，不用枳、朴，独取芒硝入阴以解热结，反以甘草缓芒硝急趋之性，使之留中解结，不然，结不下而水独行，徒使药性伤人也。

热结旁流：为阳明腑实证的一种。其特点是肠内有燥屎内结，但肠中水液可通过其缝隙下流，故可见下利纯具稀水。

【白话译文】

阳明温病，若大便泻出的都是稀水而没有粪质，人们称其为"热结旁流"，在治疗方面应该采用调胃承气汤。热结旁流的根本原因并非腑气不通，因此不采用枳实和厚朴，仅用芒硝配合大黄对肠道的热结祛除就可以了，并配合甘草缓和芒硝的趋下作用，使芒硝能留在肠中对燥结进行解除。若不这样治疗，则会使燥结不下而

✎ 读书笔记

只有水液下行，药不仅无法治病反而会白白地损伤人体的正气。

哕：呃逆，俗称"打嗝儿"。

甚：严重。

🌀 **阳明温病，实热壅塞为哕者下之。连声哕者，中焦；声断续，时微时甚者，属下焦。**

【白话译文】

阳明温病，若实热壅滞阻塞于胃从而导致呃逆的，则必须以攻下法进行治疗。若为连声呃逆的，通常病位于中焦；若呃逆声属于断断续续、时轻时重的那一种，那么其病位在下焦的居多。

下利：指出现泄泻的症状。

🌀 **阳明温病，下利，谵语，阳明脉实，或滑疾者，小承气汤主之；脉不实者，牛黄丸主之，紫雪丹亦主之。**

【白话译文】

阳明温病，若有泄泻、谵语等症状，并且右关部阳明脉象实或滑疾，治疗汤方则应使用小承气汤；若脉象不实的，则应该用牛黄丸进行治疗，当然也可以使用紫雪丹。

三焦俱急：由于邪气盛壮，在上焦肺热未清，即累及中、下二焦，三焦证候同时并见，病情重，病势急，故称三焦俱急。

脉不浮而躁：指脉象急躁，与和缓脉象相反。"燥"同"躁"。

🌀 **温病三焦俱急，大热大渴，舌燥。脉不浮而**

燥甚，舌色金黄，痰涎壅甚，不可单行承气者，承气合小陷胸汤主之。

【白话译文】

温病在热势亢盛的时候会引发三焦俱病，在临床上可以看到壮热，口甚渴，舌干燥，脉象不浮而十分躁急，舌苔颜色为金黄色，咽喉部痰涎壅滞。对于这种病症，千万不能单独使用承气汤，而是应该用承气汤合小陷胸汤共同对症治疗。

承气合小陷胸汤方

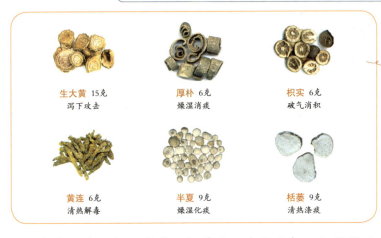

生大黄 15克
泻下攻击

厚朴 6克
燥湿消痰

枳实 6克
破气消积

黄连 6克
清热解毒

半夏 9克
燥湿化痰

栝蒌 9克
清热涤痰

功效：攻下腑实，清化痰热。

主治：温病三焦俱急，大热大渴，舌燥，脉不浮而躁甚，舌色金黄，痰涎用堵。

上药加水8杯，煮成3杯药液。先服1杯，如果服后大便畅通，可不必再服；如服后不解大便，则再服1杯；若仍不大便，则再服。

阴素虚：指该患者平素的体质偏于阴虚。

周十二时：以地支计时，每一时相当于现在的2小时，十二时为24小时，24小时为一天，故称"周"。

❧ 阳明温病，无上焦证，数日不大便，当下之，若其人阴素虚，不可行承气者，增液汤主之。服增液汤已，周十二时观之，若大便不下者，合调胃承气汤微和之。

【白话译文】

阳明温病，无上焦证侯，几日都没有大便，则可用攻下法进行治疗。若患者的阴液素亏，即使大便不通也应禁用承气汤，而使用增液汤。服用增液汤后，必须对患者细心观察24小时，若患者仍不解大便，则可配合调胃承气汤轻下，从而调和其胃气，使大便通畅。

功效：增液润燥。

主治：治阳明温病，适合无上焦证，数日不大便，平时为阴虚体质者。

 增液汤方

玄参 30克	**麦冬（连心）** 24克	**细生地** 24克
滋阴清热	益气养阴	养阴生津

上药加水8杯，煮成3杯药液。患者口渴时给其饮用，直至饮完。如服后仍不解大便，再配1剂煎服。

汗出：汗出之证，有内热甚，逼汗外出；有邪被解除而汗出者；有阳虚自汗出者；邪正相争战而汗出者，临证当细辨。

❧ 阳明温病，下后汗出，当复其阴，益胃汤主之。

【白话译文】

阳明温病，采用攻下法后有汗出的，治疗时必须采用滋补阴液的治疗方法，即用益胃汤。

益胃汤方

沙参 9克	麦冬 15克	细生地 15克	冰糖 3克	玉竹(炒香) 4.5克
生津止渴	益胃生津	养阴生津	润养肺胃	养阴润燥

上药加水5杯，煮成2杯药液，分两次饮服，药渣可再煮取1杯服用。若汗多，气短，兼有气虚者，加党参、五味子以益气敛汗；食后脘胀者，加陈皮、神曲以理气消食。

功效：养阴益胃。

主治：阳明温病，胃阴损伤证。适用于食欲缺乏，口干咽燥，舌红少苔，脉细数者。现常用于治疗慢性胃炎、糖尿病、小儿厌食症等属胃阴亏损者。

❧　**下后无汗，脉浮者，银翘汤主之；脉浮洪者，白虎汤主之；脉洪而芤者，白虎加人参汤主之。**

脉浮：正如上焦首条中所言之"浮"，浮为邪气在表，或邪气有外出之势。

【白话译文】

使用攻下法后，患者的身上没有出汗但脉象浮，则必须用银翘汤；若脉象浮洪，可以用白虎汤进行治疗；若脉象洪大而芤，则应用白虎加人参汤对症治疗。

脉洪而芤者：脉洪为热甚，芤为浮而散大，正气不足，元气不支，所以需要加人参。

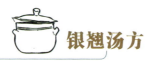 银翘汤方

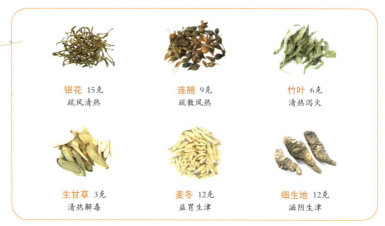

银花 15克
疏风清热

连翘 9克
疏散风热

竹叶 6克
清热泻火

生甘草 3克
清热解毒

麦冬 12克
益胃生津

细生地 12克
滋阴生津

水煎服。用攻下的方法后脉浮而洪，或不浮而数者，忌用。

银翘汤与银翘散异同

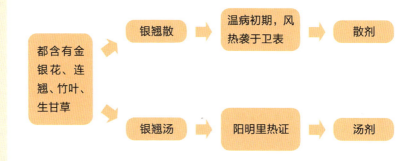

都含有金银花、连翘、竹叶、生甘草 → 银翘散 → 温病初期，风热袭于卫表 → 散剂

都含有金银花、连翘、竹叶、生甘草 → 银翘汤 → 阳明里热证 → 汤剂

🌀 **下后无汗，脉不浮而数，清燥汤主之。**

【白话译文】

攻下法后，患者的身上没有出汗，脉不浮而呈现数象，应该使用清燥汤治疗。

❧　**下后数日，热不退，或退不尽，口燥咽干，舌苔干黑，或金黄色，脉沉而有力者，护胃承气汤微和之；脉沉而弱者，增液汤主之。**

→ 退不尽：这里指热没有完全消退。

【白话译文】

使用下法经过几日后，发热现象依然没有减退或没有退尽，同时伴有口燥咽干，舌苔颜色发黑且干燥或为老黄色，若脉象沉而有力的，用护胃承气汤泻余邪而护胃阴；若脉象沉而弱的，则可以用增液汤来养阴退热。

护胃承气汤方

→ 功效：滋液生津，清热养阴。

→ 主治：温病用下法几天后，热不退，或退不尽，口燥咽干，舌苔干黑，或金黄色，脉沉而有力者。

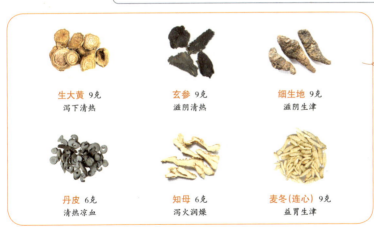

生大黄 9克
泻下清热

玄参 9克
滋阴清热

细生地 9克
滋阴生津

丹皮 6克
清热凉血

知母 6克
泻火润燥

麦冬(连心) 9克
益胃生津

上药加水 5 杯，煮成 2 杯药液，先服 1 杯，如果肠中结粪能排出，则不用再服，如不大便，再服 1 杯。

阳明温病，下后二三日，下证复现，脉下甚沉，或沉而无力，止可与增液，不可与承气。此恐犯数下之禁也。

【白话译文】

阳明温病，在采用攻下法后两三天的时间里，患者又出现了阳明温病，若脉象表现不太沉，或脉象表现虽然沉但是按之无力，只能用增液汤进行治疗，不可用承气汤。这是担心犯屡用攻下的错误。

阳明温病，下之不通，其证有五：应下失下，正虚不能运药，不运药者死，新加黄龙汤主之。喘促不宁，痰涎壅滞，右寸实大，肺气不降者，宣白承气汤主之。左尺牢坚，小便赤痛，时烦渴甚，导赤承气汤主之。邪闭心包，神昏舌短，内窍不通，饮不解渴者，牛黄承气汤主之。津液不足，无水舟停者，间服增液，再不下者，增液承气汤主之。

【白话译文】

阳明温病，在采用攻下法进行治疗以后大便仍不通畅，病症大体上分为以下五种。

第一种是原本应当用攻下法治疗的病症，而未及时治疗，从而导致机体正气损伤严重而无法运化吸收药物。这说明病情比较严重，应用新加黄龙汤治疗。

第二种是患者产生了气急喘促，坐卧不安，喉中痰涎壅滞不畅，脉象见右寸实大的病症，这是由于热结肠腑使肺气无法肃降而导致的，可以用宣白承气汤进行治疗。

第三种是脉象见左尺坚牢，同时小便红赤有涩痛感，时常心烦，口渴的，用导赤承气汤进行对症治疗。

第四种是热邪内阻心包、机窍堵闭不通，从而使神志不清，舌短缩，虽然感到口渴但是饮水却无法解渴的患者，治疗时宜用牛黄承气汤。

第五种是肠道津液不足而引起便秘，如同河道中无水致使船舶无法行驶，也就是"无水舟停"。对于治疗这种病症，可以给患者先服增液汤，若服用之后大便仍不解，再用增液承气汤继续治疗。

功效：益气养阴，泻热通便。

主治：阳明温病，适合应用功下法而没有用，从而导致气液两方，大便秘结，腹中胀满而硬，神疲少气，口干咽燥，唇裂舌焦，苔焦黄或焦黑燥裂者。

新加黄龙汤方

细生地 15克　养阴生津　　**生甘草** 6克　调和诸药　　**人参** 15克（另煎）　益气补血　　**生大黄** 9克　清热泻下　　**芒硝** 3克　润燥通便

玄参 15克
清热生津

麦冬(连心) 15克
益胃生津

当归 4.5克
补血养血

海参 2条
养血润燥

姜汁 30毫升
温中解表

用水 1600 毫升，煮取 600 毫升。先用 200 毫升，冲参汁 30 毫升，姜汁 10 毫升，顿服。等 3～4 小时不便，再如前法服 200 毫升；等 6 小时不便，再服 200 毫升。如便出，则停止服用。

 ## 宣白承气汤方

功效：清肺定喘，泻热通便。

主治：阳明温病，适用于下之不通，喘促不宁，痰涎壅滞，大便闭结，脉右寸实大，证属肺气不降者。

生石膏 15克
清泄肺热

生大黄 9克
泻热通便

杏仁粉 6克
宣肺止咳

栝(guā)蒌皮 4.5克
润肺化痰

用水 1000 毫升，煮取 400 毫升。先服 200 毫升，没有痊愈再服。

 ## 导赤承气汤方

功效：攻下热结，清泄小肠。

主治：阳明温病，适合用攻下的方法，大便仍然没有通畅，小便赤痛，心烦渴甚，脉左尺牢坚者。

赤芍 9克
清热凉血

细生地 15克
凉血滋血

生大黄 9克
清热泻下

黄连 6克
清热燥湿

黄柏 6克
清热泻火

芒硝 3克
泻下通便

用水 1000 毫升，煮取 400 毫升。先服 200 毫升，不下再服。若小便不畅，尿色红赤，甚则夹有血块疼痛满急加剧，可在本方内加车前子、阿胶、栀子、小蓟或白茅根等药。

增液承气汤方

功效：滋阴增液，泄热通便。

主治：阳明温病，适合热结阴亏，大便干燥，下之不通，津液不足，服增液汤不下者。

玄参 30克
滋阴清热

麦冬(连心) 24克
益气养阴

细生地 24克
养阴生津

大黄 9克
清热泻下

芒硝 4.5克
泻下通便

上药以水 1600 毫升，煮取 600 毫升，先服 200 毫升，没有痊愈再服。偏于阴亏者，应重用玄参、麦冬、生地；偏于积滞者，则重用大黄、芒硝。

牛黄承气汤方

功效：通腑开窍。

主治：适用于热入心包，神昏谵语，兼有腑实者。

安宫牛黄丸 2丸

生大黄末 9克

安宫牛黄丸化开，调下生大黄末。先服一半，没有痊愈再服。

承气汤的分类及功效

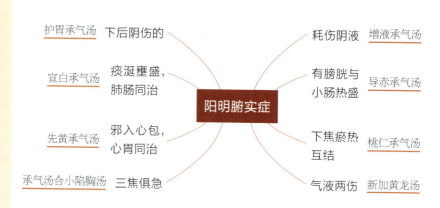

护胃承气汤 —— 下后阴伤的

宣白承气汤 —— 痰涎壅盛，肺肠同治

先黄承气汤 —— 邪入心包，心胃同治

承气汤合小陷胸汤 —— 三焦俱急

阳明腑实症

耗伤阴液 —— 增液承气汤

有膀胱与小肠热盛 —— 导赤承气汤

下焦瘀热互结 —— 桃仁承气汤

气液两伤 —— 新加黄龙汤

反复颠倒：郁闷烦乱、坐卧不安。

> 下后虚烦不眠，心中懊憹，甚至反复颠倒，栀子豉汤主之；若少气者，加甘草；若呕者，加姜汁。

【白话译文】

如果使用攻下法后，患者感到心烦无法入眠，内心懊恼不安，甚至郁闷烦乱，坐卧不安，就可以用栀子豉汤（见13页）进行治疗。如果患者兼有气短，则可加甘草；如果患者伴有呕吐，可以添加生姜汁。

尚未可下者：文中有两层含义，一是本证没有阳明腑实证；二是没有经泻下后出现的邪热外浮。

中宫：中焦脾胃，湿热核浊之气最易损伤脾胃功能。

> 阳明温病，干呕口苦而渴，尚未可下者，黄连黄芩汤主之。不渴而舌滑者，属湿温。温热，燥病也。其呕由于邪热夹秽，扰乱中宫而然，故以黄连、黄芩彻其热，以芳香蒸变化其浊也。

【白话译文】

阳明温病，患者干呕却无胃内容物吐出，口苦且口渴的，这个时候还不能使用攻下法，而是应该用黄连黄芩汤进行治疗。若口不渴，舌苔滑，即为湿温病。温热病邪热较盛，本证出现干呕是因为秽浊被夹杂在邪热之中，扰乱了中焦脾胃的运化功能，因此应用黄连、黄芩清除邪热，用芳香清宣的药物清除秽浊。

黄连黄芩汤方

功效：清热化浊。

主治：阳明温病，症见干呕，口苦而渴。

黄连 6克　　黄芩 6克　　郁金 4.5克　　香豆豉 6克
清热解毒　　清热燥湿　　行气解郁　　宣肺解表

用水 1000 毫升，煮取 400 毫升，分两次服。

❧ **阳明温病，舌黄燥，肉色绛，不渴者，邪在血分，清营汤主之。若滑者，不可与也，当于湿温中求之。**

肉色绛：指舌质呈红绛色。

不可与也：这里指不能用清营汤进行治疗。

【白话译文】

阳明温病，舌苔黄且干燥，舌质深红，口并不渴，这属邪在营血分的表现，此时可以通过清营汤（见15页）进行治疗。若舌苔表现出滑润，则禁用清营汤，应根据湿温病的相关病症辩证治疗。

6种常见舌像

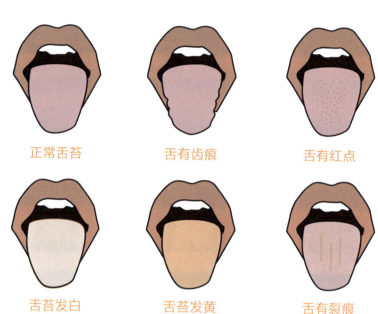

正常舌苔　　　　舌有齿痕　　　　舌有红点

舌苔发白　　　　舌苔发黄　　　　舌有裂痕

斑：指皮肤颜色改变的皮损，形态为斑点。点大成片，平摊于皮肤之下，而无碍手之质，压之不退色，消退后不脱屑。

疹：与上条所述之斑相对应，均为皮肤损害，二者常相伴出现。疹的形态：点小如粟米，高出皮肤之上，抚之碍手，压之退色，消退后脱屑。

🌀 **阳明斑者，化斑汤主之。**

【白话译文】

对于阳明温病发斑的，则应用化斑汤（见17页）进行对症治疗。

🌀 **阳明温病，下后疹续出者，银翘散去豆豉，加细生地、大青叶、玄参、丹皮汤主之。**

【白话译文】

阳明温病，使用攻下法后如果看到红疹外发于肌表的，则应用银翘散去豆豉，加细生地黄、大青叶、玄参和牡丹皮汤进行对症治疗。

 ## 银翘散去豆豉加细生地大青叶玄参丹皮方

功效：清凉解肌，芳香逐络。

主治：太阴温病，适合发汗而汗不出，以致发疹者。

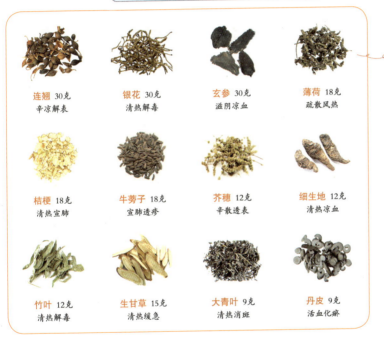

连翘 30克
辛凉解表

银花 30克
清热解毒

玄参 30克
滋阴凉血

薄荷 18克
疏散风热

桔梗 18克
清热宣肺

牛蒡子 18克
宣肺透疹

芥穗 12克
辛散透表

细生地 12克
清热凉血

竹叶 12克
清热解毒

生甘草 15克
清热缓急

大青叶 9克
清热消斑

丹皮 9克
活血化瘀

上面药物制成散剂，加苇根，水煎服。

斑疹，用**升提**，则衄，或厥，或呛咳，或昏痉，用壅补则**瞀（mào）乱**。

升提：指的是使用升发作用的药物，如升麻、柴胡、葛根、三春柳、防风等。

瞀乱：指心中闷乱，头目昏眩。

【白话译文】

温病发生斑疹，若用升散提举作用的方药进行对症治疗，则会导致衄血、肢体厥冷、呛咳，有的甚至还会导致神昏痉厥的病症出现。若用壅滞滋补的方药进行治疗，会发生心中闷乱，头昏目眩的症状。

斑疹阳明证悉具，外出不快，内壅特甚者，调胃承气汤微和之，得通则已，不可令大泄，大泄则内陷。

内壅： 内里热毒壅滞，致使斑疹不能外透。

内陷： 中医病名。凡生痈疡，正不胜邪，毒不外泄，反陷入里，客于营血，内传脏腑，称之为"内陷"。

【白话译文】

温病出现斑疹，且已具备了阳明证的证候，但斑疹的透发并不畅快，热结内壅较为严重的，应用调胃承气汤（见60页）缓下热结，对胃气进行调和，如果大便通畅了就不能再用攻下之法，否则，大泻会导致病邪内陷。

阳明温毒发痘者，如斑疹法，随其所在而攻之。温毒发痘，如小儿痘疮，或多或少，紫黑色，皆秽浊太甚，疗治失宜而然也。虽不多见，间亦有之。随其所在而攻，谓脉浮则用银翘散加生地、玄参，渴加花粉，毒重加金汁、人中黄，小便短加芩、连之类；脉沉，内壅者，酌轻重下之。

痘： 指的是天花，又名豆疮。

间亦有之： 这里指有时候也会发上述病症。

酌轻重下之： 很据病情的轻重酌情用攻下的方法。

【白话译文】

温毒病，因病邪传入阳明而发生痘疮的患者，通常情况下可以按照治疗斑疹的方法进行相应的处理，根据病邪所在的部位不同，使用各种攻逐病邪的治疗方法。温毒发生痘疮和小儿痘疮相类似，有的痘疮数量较多，有的痘疮数量较少。颜色呈现紫黑的，大部分是因为热毒挟有比较严重的秽浊之气，再加上不妥当的治疗而引起的。尽管这并不常见，但是在有的时候也会发生。应按照病邪的所在部位而采取不一样的治疗方法，脉象浮的可以用银翘散加生地和玄参进行治疗；口渴的应加天花粉；热毒较重的应加金汁和人中黄；小便短赤的应加黄芩和黄连之类的药物。脉象沉且邪气壅滞的，可以按照病情程度酌情地用攻下法。

阳明温毒，杨梅疮者，以上法随其所偏而调之，重加败毒，兼与利湿。

杨梅疮：即梅毒。因疮的外形似杨梅，故名杨梅疮。为性病之一。

【白话译文】

温毒病症，因病邪传入阳明而引发杨梅疮的，应通过上述的治温痘的方法，按照病邪的轻重及部位存在差别进行治疗。在治疗的过程中，加重败毒药物的同时，还要兼用利湿的药物。

阳明温病，不甚渴，腹不满，无汗，小便不利，心中懊憹者，必发黄。黄者，栀子柏皮汤主之。

受邪太重，邪热与胃阳相搏，不得发越，无汗不能自通，热必发黄矣。

黄：指黄疸，中医将黄疸分为阳黄和阴黄。阳黄为湿热，阴黄为寒湿。

自通：邪气外出的途径、通路，也指邪气外出。

【白话译文】

阳明温病，不太口渴，腹部也不感觉胀满，无汗，小便不通畅，内心懊恼，烦乱不安，很有可能会发生黄疸，若引发了黄疸，则应用栀子柏皮汤进行治疗。因感受病邪的程度过重，邪热与胃中阳气搏结，邪热不得发越，并且无汗，邪无外出的通路，郁而发热一定会发生黄疸。

栀子柏皮汤方

功效：清热利湿。

主治：黄疸，热重于湿证。症见身热，发黄，心烦懊憹，口渴，舌苔黄。

栀子 15克
泻火除烦

生甘草 9克
清热解毒

黄柏 15克
清热燥湿

上三味，以水 800 毫升，煮取 300 毫升，去渣，分两次温服。

阳明温病，无汗，或但头汗出，身无汗，渴欲饮水，腹满，舌燥黄，小便不利者，必发黄，茵陈蒿汤主之。

渴欲饮水：指口渴想要喝水。

【白话译文】

阳明温病，症见身上无汗，或仅头部出汗而身上却没有出汗，口渴且想喝水，腹部感觉胀满，舌苔干燥且颜色呈黄色，小便也不通畅的，必然会出现黄疸，此时可以用茵陈蒿汤进行治疗。

茵陈蒿汤方

茵陈 18克
清热利湿

栀子 9克
泻火除湿

生大黄 9克
清热泻下

上三味，用水1200毫升，先煮茵陈至600毫升，放入余下两味药，煮取300毫升，去渣，分三次服。以小便通畅为度。若湿重于热者，可加茯苓、泽泻、猪苓以利水渗湿；热重于湿者，可加黄柏、龙胆草以清热祛湿；胁痛明显者，可加柴胡、川楝子以疏肝理气。

❧ **阳明温病，无汗，实证未剧，不可下，小便不利者，甘苦合化，冬地三黄汤主之。**

【白话译文】

阳明温病，身上没有出汗，里实证的表现也不明显的，禁用攻下法进行治疗。若小便不通利，那么可以采用甘苦合化法，用冬地三黄汤进行对症治疗。

功效：清热利湿、退黄。

主治：湿热黄疸，症见全身和眼睛都黄，色鲜明如橘子，腹微满，口渴，小便不利，舌苔黄腻，脉沉实或滑数。现用于治疗急性黄疸型传染性肝炎、胆囊炎、胆石症、钩端螺旋体病等所引起的黄疸，症属湿热内蕴者。

实证未剧：指阳明腑实证还没有形成。

甘苦合化：是指苦寒药和甘寒药相配，以苦寒清热、甘寒养阴，且养阴药常数倍于清热药，使清热而不伤阴的治疗方法。

冬地三黄汤方

功效：养阴生津，清热泻火。

主治：阳明温病，邪热伤阴，证见无汗、小便不利者。

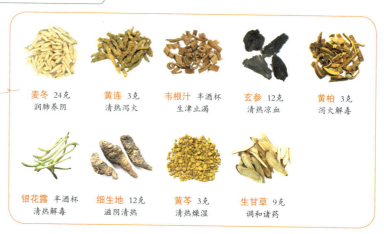

麦冬 24克
润肺养阴

黄连 3克
清热泻火

韦根汁 半酒杯
生津止渴

玄参 12克
清热凉血

黄柏 3克
泻火解毒

银花露 半酒杯
清热解毒

细生地 12克
滋阴清热

黄芩 3克
清热燥湿

生甘草 9克
调和诸药

用水 800 毫升，煮取 300 毫升，分两次服。以小便得利为度。

淡渗：指利水渗湿的药物。

辈：指一类或一组。

❧ **温病小便不利者，淡渗不可与也，忌五苓、八正辈。**

【白话译文】

温病患者有"小便不利"的症状时，应禁用利尿渗湿的药物，不能使用五苓散和八正散之类的方剂。

恣：随意，放纵。

化气：指滥用药物生成的病变。

本气：指由病邪导致的病变。

❧ **温病燥热，欲解燥者，先滋其干，不可纯用苦寒也，服之反燥甚。吾见温病而恣（zì）用苦寒，津液干涸不救者甚多，盖化气比本气更烈。故前条冬地三黄汤，甘寒十之八九，苦寒仅十之**

一二耳。至茵陈蒿汤之纯苦，止有一用，或者再用，亦无屡用之理。

无屡用之理：这里指没有反复应用的道理。

【白话译文】

温病出现燥热的症状，要想消除这些症状，就一定要先滋润将要干涸的津液，不能只使用苦寒药物清热，若单纯地给患者服用苦寒药，患者的燥热症状反而会更严重。不少温病患者都是因滥用了苦寒药物而使得津液干涸，最终不能救治而离开人世，这是因为药物所造成的病变比由于感受病邪而引起的病变还要严重。因此，上条使用的冬地三黄汤中，甘寒的药物所占的比例为十分之八九，而苦寒的药物所占的比例只有十分之一二，至于茵陈蒿汤也属纯苦的方剂，仅仅可以采用一次，或用两次，而无法反复使用的医学道理。

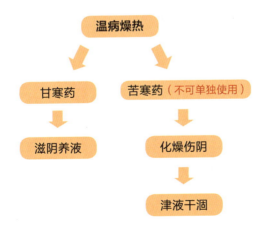

读书笔记

食者必复：因饮食失宜，引起疾病愈后的复发。

复必重：复发后的病情比原来更加严重。

　　🌀　**阳明温病，下后热退，不可即食，食者必复；周十二时后，缓缓与食，先取清者，勿令饱，饱则必复，复必重也。**

　　【白话译文】

　　阳明温病，通过攻下法治疗后热势已经退去，此时千万不能马上大量进食，若进食失宜，就一定会引起病情复发，人们称其为"食复"。应在热退24小时后再慢慢地给患者食物，同时一定要注意，先进食清淡易消化的食物，且不能让患者一下子吃得过饱，如果过饱了，也会使病情复发。若发生了食复，那么患者的病情一定会比原来的还要严重得多。

脉静：指的是脉象安静和缓，无躁急之象，由于邪热已被清除，无邪正斗争，所以脉象也就恢复了正常。

日浅者：指余热逐渐减轻。

脾滑而泄：指用承气汤攻下损伤胃阴，从而导致脾气大虚而不能固摄出现泄泻。

　　🌀　**阳明温病，下后脉静，身不热，舌上津回，十数日不大便，可与益胃、增液辈，断不可再与承气也。下后舌苔未尽退，口微渴，面微赤，脉微数，身微热，日浅者，亦与增液辈；日深舌微干者，属下焦复脉法也（方见下焦）。勿轻与承气，轻与者肺燥而咳，脾滑而泄，热反不除，渴反甚也，百日死。**

【白话译文】

阳明温病，攻下后脉象平静，身热已经退去，舌面湿润有津液，但十多天不解大便，可以用益胃汤、增液汤类型的方剂进行治疗，而不能再用承气汤进行治疗。攻下后舌苔还没有完全消退，口渴的程度轻微，面部稍微有点发红，脉象微数，身有低热，若病情在逐渐减轻，也可用增液汤治疗；若病情在慢慢地加重，且舌面干燥、少津，属下焦病症，治疗时应用复脉汤。千万不能轻率地使用承气汤，如果误用承气汤来治疗，就会导致患者因肺阴伤而呛咳，脾虚而滑泄，身热和口渴反而加重，约百日就会离开人世。

　　阳明温病，渴甚者，雪梨浆沃之。

渴甚者：指口渴严重。

【白话译文】

阳明温病，口渴程度很严重的，在治疗上可以用雪梨浆清热养阴。

　　阳明温病，下后微热，舌苔不退者，薄荷末拭之。以新布蘸（zhàn）新汲凉水，再蘸薄荷细末，频擦舌上。

下后微热：阳明温病，使用泻下方法后，仍然有微热。

薄荷细末：薄荷辛凉而芳香，具有疏散风热、芳香化浊的功效。可祛除黄苔。

【白话译文】

阳明温病，攻下后仍有轻微发热，黄燥舌苔还没有彻底消退的，可以用薄荷细末在舌上揩拭的方式进行治疗。用干净的新布蘸刚汲取的凉井水，然后蘸上已经研细的薄荷细末，反反复复地对舌面进行擦拭。

🌀 **阳明温病，斑疹，温痘，温疮，温毒，发黄，神昏谵语者，安宫牛黄丸主之。**

神昏：神志昏迷。

【白话译文】

阳明温病，有斑疹、温痘，温疮、温毒、黄疸、神志昏迷和胡言乱语的患者，在治疗方面均可以用安宫牛黄丸。

🌀 **风温、温热、温疫、温毒、冬温之在中焦，阳明病居多；湿温之在中焦，太阴病居多；暑温则各半也。**

阳明病居多：以阳明胃的病变为主。

【白话译文】

风温、温热、温疫、温毒和冬温的中焦病症，主要表现为阳明胃的病变；湿温病的中焦病症，主要表现为太阴脾的病变；暑温病的中焦病症，则大部分是脾胃同病。

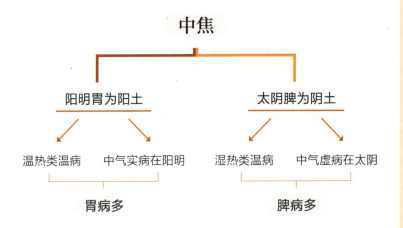

暑温、伏暑

脉洪滑，面赤，身热，头晕，不恶寒，但恶热，舌上黄滑苔，渴欲凉饮，饮不解渴，得水则呕，按之胸下痛，小便短，大便闭者，阳明暑温，水结在胸也，小陷胸汤加枳实主之。

渴欲凉饮：指口渴想喝凉水。

水结在胸：胸指胃脘部。痰饮与暑热之邪在胃脘部互结。

【白话译文】

温病患者出现脉象洪滑，面部红赤，身体发热，头昏，不怕冷但怕热，舌苔颜色发黄而且滑润，口渴想喝凉水，但是喝水之后无法解渴，反而水入后马上就吐了出来，按压胸部下方，有疼痛感，小便短少，大便秘结。这些病症属阳明暑温的表现，是痰饮与暑热之邪在胃脘互结的病症，可用小陷胸汤加枳实治疗。

小陷胸加枳实汤方

主治: 阳明暑温,
水结在胸, 症见
身热, 面红赤,
不怕冷但是怕
热, 口渴想喝凉
水但喝下去就吐
出来, 按压胸部
下方有疼痛感,
小便短, 大便秘
结, 舌苔黄滑。

黄连 6克
清热燥湿

栝蒌 9克
清热化痰

枳实 6克
行气消痞

半夏 15克
燥湿化痰

上药用急流水 1000 毫升, 煮取 400 毫升, 分两次服。

急流水: 是湍急
的流水, 因其流
速急速而下, 具
有通利二便的特
性, 常用于煎煮
药物。

🔴 阳明暑温, 脉滑数, 不食不饥不便, 浊痰凝聚, 心下痞者, 半夏泻心汤去人参、干姜、大枣、甘草加枳实、杏仁主之。

心下痞: 指心下的
胃脘部满闷, 但
按之却柔软不痛。

【白话译文】

阳明暑温, 见脉滑数, 不思饮食, 不知饥饱, 不解大便等症状, 是浊痰与湿热相互凝聚而形成的痞证, 应用半夏泻心汤去掉人参、干姜、大枣、甘草再加枳实和苦杏仁方进行对症治疗。

功效: 清热祛湿,
消痞散结。

半夏泻心汤去干姜甘草加枳实苦杏仁方

主治: 阳明暑温,
浊痰与湿热相互
凝聚而形成的
痞, 症见脉滑数,
不想吃东西, 不
饥, 不解大便等。

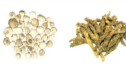
半夏 30克
燥湿消痞

黄连 6克
清热解毒

黄芩 9克
清热燥湿

枳实 6克
破气消痞

苦杏仁 9克
宣肺开痹

上药加水8杯，煮成3杯药液，分三次服下。中气虚弱者可再加入人参6克、大枣3枚。

🌀　**阳明暑温，湿气已化，热结独存，口燥咽干，渴欲饮水，面目俱赤，舌燥黄，脉沉实者，小承气汤各等分下之。暑兼湿热，其有体瘦质燥之人，感受热重湿轻之证，湿先从热化尽，只余热结中焦，具诸下证，方可下之。**

→ 热结独存：胃肠道的热结还保留着。

→ 具诸下证：具备了众多适用于攻下的证候。

【白话译文】

阳明暑温，湿邪已经慢慢化尽，仅有胃肠道热结还留存。症见口燥咽干，口渴想喝水，面部和眼睛都发红，舌苔黄燥，脉象表现沉实，治疗时可以用小承气汤（见59页），但方中三味药的剂量必须一样才行。消瘦且属于阴虚燥热体质者，受暑兼湿热病邪后，常常表现为"热重湿轻"的证候。在病变期间，湿邪多从热而化不再存在，仅仅剩下热结阻于中焦胃肠，当具备了众多适合于攻下的证候后，才能用攻下法进行对症治疗。

✏ 读书笔记

暑多夹湿

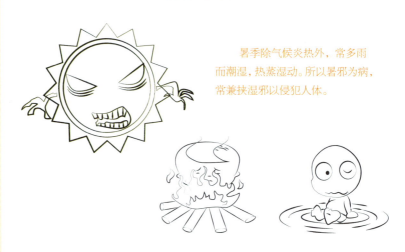

暑季除气候炎热外，常多雨而潮湿，热蒸湿动。所以暑邪为病，常兼挟湿邪以侵犯人体。

蔓延：形容邪气不断向周围扩散，累及多个脏腑部位。

热闭内窍：邪热内闭心窍，常表现为神昏谵语等症状，多用清热开窍方药进行治疗。

❧ **暑温蔓延三焦，舌滑微黄，邪在气分者，三石汤主之；邪气久留，舌绛苔少，热搏血分者，加味清宫汤主之；神识不清，热闭内窍者，先与紫雪丹，再与清宫汤。**

【白话译文】

暑温病病邪蔓延到上焦、中焦和下焦，患者舌苔呈淡黄色且滑润，这是病邪在三焦气分的具体表现，治疗时可以用三石汤；若病邪在三焦停留的时间很长，患者出现舌质红绛而少苔的现象，说明热邪已经搏结于血分，此时治疗应用加味清宫汤；若患者神志昏迷，其实是因邪热内闭心窍所致，应先用紫雪丹，再服用清宫汤。

加味清宫汤方

功效：清热养阴，
宣通三焦。

主治：暑温漫延
三焦，邪气久
留，适用于舌绛
苔少、热搏血分
者。现用于治疗
药流不全。

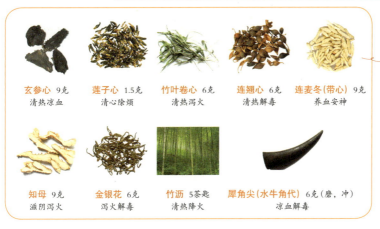

玄参心 9克　　**莲子心** 1.5克　　**竹叶卷心** 6克　　**连翘心** 6克　　**连麦冬(带心)** 9克
清热凉血　　　清心除烦　　　清热泻火　　　清热解毒　　　养血安神

知母 9克　　　**金银花** 6克　　　**竹沥** 5茶匙　　　**犀角尖(水牛角代)** 6克(磨，冲)
滋阴泻火　　　泻火解毒　　　清热降火　　　　　　凉血解毒

水煎，加竹沥5茶匙（约50毫升）冲入服。

🌀 **暑温、伏暑，<u>三焦均受</u>，舌灰白，胸痞闷，潮热，呕恶，烦渴，自利，汗出，<u>溺（niào）短</u>者，杏仁滑石汤主之。**

三焦均受：邪气
散漫，三焦病症
均见。

溺短：小便短少。

【白话译文】

　　暑温病和伏暑病，病邪已深入到上焦、中焦和下焦，患者出现舌苔灰白、胸脘部痞塞胀闷、潮热、恶心呕吐、心情烦躁、口渴、轻度腹泻、出汗、小便短少等症状，治疗时可以用杏仁滑石汤。

✏️ 读书笔记

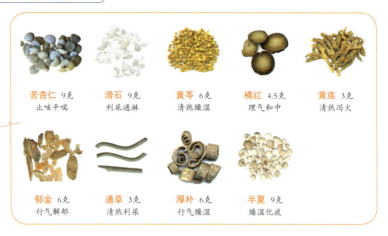

杏仁滑石汤方

用水 1600 毫升，煮取 600 毫升，分三次服。

功效：宣畅气机，清利湿热。

主治：湿热弥漫三焦，症见脘腹部痞塞胀闷，潮热，恶心呕吐，心情烦躁，口渴，轻度腹泻，出汗，小便短少，舌灰白。现用于治疗肺炎、顽固性呕吐。

苦杏仁 9克
止咳平喘

滑石 9克
利尿通淋

黄芩 6克
清热燥湿

橘红 4.5克
理气和中

黄连 3克
清热泻火

郁金 6克
行气解郁

通草 3克
清热利尿

厚朴 6克
行气燥湿

半夏 9克
燥湿化痰

寒湿

湿之入中焦，有寒湿，有热湿，有自表传来，有水谷内蕴，有内外相合。其中伤也，有伤脾阳，有伤脾阴，有伤胃阳，有伤胃阴，有两伤脾胃，伤脾胃之阳者十常八九，伤脾胃之阴者十居一二。彼此混淆，治不中窾（kuǎn），遗患无穷，临证细推，不可泛论。

湿之入中焦：湿邪侵袭人体，最易进入中焦，影响脾胃功能。

脾胃之阳：指脾胃的阳气。因为湿邪其性属阴，最容易伤害脾胃阳气。

中窾：窾，空隙。中窾，指中靶心，达到目的。

【白话译文】

湿邪侵犯中焦后，有的表现为寒湿，有的表现为热湿。中焦的湿邪，有从肌表传入的，有脾胃无法运化水谷而内生的，还有内湿和外湿两者相结合而导致疾病发生的。湿邪损伤中焦的主要表现为：有伤及脾阳的，有伤及脾阴的，有伤及胃阳的，有伤及胃阴的，有可以使脾胃同时遭到损伤的。通常来讲，伤及脾胃阳气所占的比例是十之八九，损伤脾胃阴液所占的比例一般情况是十之一二。若对以上所说的差别彼此混淆，那么治疗时就无法切中病情要害，甚至还会后患无穷。临床上遭遇这类病症，必须认真地推敲和分析，千万不能笼统地对病情进行判断。

❧ 足太阴寒湿，痞结胸满，不饥不食，半苓汤主之。

痞：中医指胸腹间气机阻塞不舒的一种自觉症状。

【白话译文】

寒湿侵犯了足太阴脾，产生胸脘痞满，不知饥饱，不思饮食等症状，治疗时应该用半苓汤。

半苓汤方

功效：燥湿利水。

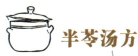

主治：湿郁于脾，症见胸脘痞满，不觉得饿，不思进饮食等。

半夏 15克	茯苓块 15克	川连 3克	厚朴 9克	通草 24克
燥湿化痰	利水渗湿	清热燥湿	燥湿除满	清热利尿

用水1200毫升，煮通草成800毫升，再入余药，煮成

300毫升，分三次服。脾虚者去黄连加白蔻；恶心、呕吐加藿香、苏梗；食量减少加山楂、鸡内金、炒谷芽或麦芽。

🌀 **足太阴寒湿，腹胀，小便不利，大便溏而不爽，若欲滞下者，四苓加厚朴秦皮汤主之，五苓散亦主之。**

滞下：痢疾的古称，以腹痛、里急后重、便利脓血为主要表现。

【白话译文】

寒湿伤及足太阴脾，患者出现腹部胀满，小便不利，大便稀溏而不爽，就像痢疾那样出现里急后重等症状，治疗时可以用四苓加厚朴秦皮汤，也可以用五苓散。

 四苓加厚朴秦皮汤方

功效：散寒祛湿，健脾利水。

主治：足太阴寒湿，症见腹胀、小便不利、大便溏而不爽。

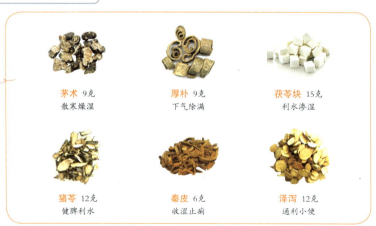

苍术 9克 散寒燥湿	厚朴 9克 下气除满	茯苓块 15克 利水渗湿
猪苓 12克 健脾利水	秦皮 6克 收涩止痢	泽泻 12克 通利小便

加水8杯，煮成3杯，分三次服。

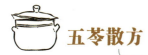

五苓散方

猪苓 30克	白术 30克	茯苓 30克	泽泻 4.8克	肉桂 15克
淡渗利湿	燥湿健脾	健脾渗湿	利水渗湿	温经通阳

制成散剂，每次服3～6克；或做汤剂，水煎服。水气壅盛者，可加桑白皮、生姜皮、大腹皮等加强利水渗湿的功效；水肿兼有表证者，可加苏叶、麻黄以解表宣肺；肾阳不足、腰痛腿弱者，可加肉桂或附子以温壮肾阳。

　　足太阴寒湿，四肢乍冷，自利，目黄，舌白滑，甚则灰，神倦不语，邪阻脾窍，舌蹇(jiǎn)语重，四苓加木瓜、草果、厚朴汤主之。

【白话译文】

寒湿伤及足太阴脾经，四肢有的时候发冷，大便稀薄，眼白发黄，舌苔白且滑润，甚至呈现灰色，精神疲惫，不想说话，病邪阻碍于脾所开窍的口，导致舌体不灵活而且说话重浊，治疗时应该用四苓加木瓜、草果、厚朴汤。

功效：利水渗湿，温阳化气。

主治：适用于小便不利、水肿、呕吐泄泻、不思饮食。现用于治疗慢性心力衰竭、糖尿病、原发性肾病综合征、肝硬化腹腔积液。

四肢乍冷：四肢突然发冷。脾与人体四肢的功能状态密切相关，寒湿困脾，可现脾阳郁而四肢发冷。

舌蹇：病症名，又名舌涩，指舌体转动不灵、言语蹇涩之病症。

四苓加木瓜厚朴草果方

功效：散寒除湿，温中开窍。

主治：足太阴寒湿，症见四肢发冷，大便稀薄，目黄，舌苔白滑，甚至呈灰色，精神疲惫，不想说话，舌体不灵活而且说话重浊。

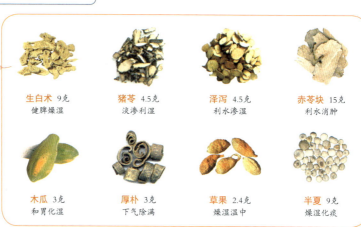

生白术 9克	猪苓 4.5克	泽泻 4.5克	赤苓块 15克
健脾燥湿	淡渗利湿	利水渗湿	利水消肿
木瓜 3克	厚朴 3克	草果 2.4克	半夏 9克
和胃化湿	下气除满	燥湿温中	燥湿化痰

上药加水 8 杯，煮成 3 杯药液，分三次服下。平素阳气虚弱的，应加入 6 克附子。

🌀 **足太阴寒湿，舌灰滑，中焦滞痞，草果茵陈汤主之；面目俱黄，四肢常厥者，茵陈四逆汤主之。**

滞：停滞不行，即湿浊腻滞，脾气不运，包括纳呆食不下之意。

四肢常厥：脾主四肢，脾阳不振，四肢厥冷，指手足四肢由下而上冷至肘膝的症状。

【白话译文】

寒湿损伤足太阴脾经，会使患者出现舌苔发灰而滑润，脘腹部痞胀不舒的症状，对此，可用草果茵陈四逆汤治疗；若患者的面部皮肤已经发黄，眼白也已经发黄，并且有四肢发冷等症状，适宜服用茵陈四逆汤。

草果茵陈汤方

功效：行气除满，利湿退黄。

主治：足太阴寒湿，症见舌灰滑、脘腹部痞胀不舒。

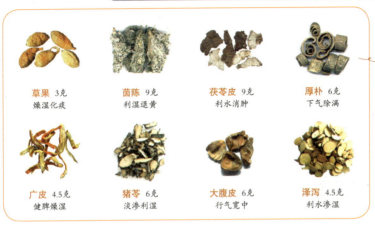

| 草果 3克 | 茵陈 9克 | 茯苓皮 9克 | 厚朴 6克 |
| 燥湿化痰 | 利湿退黄 | 利水消肿 | 下气除满 |

| 广皮 4.5克 | 猪苓 6克 | 大腹皮 6克 | 泽泻 4.5克 |
| 健脾燥湿 | 淡渗利湿 | 行气宽中 | 利水渗湿 |

上药加水5杯，煮成2杯药液，分两次服下。

茵陈四逆汤方

功效：温阳救逆，利湿退黄。

主治：黄疸阴证，症见皮肤凉、烦热、气喘呕吐、脉沉细迟无力等。现用于治疗慢性乙型肝炎、肝纤维化、肝硬化。

| 附子(炮) 9克 | 干姜 15克 | 炙甘草 6克 | 茵陈 18克 |
| 回阳救逆 | 回阳通脉 | 益气复脉 | 利湿退黄 |

上药加水5杯，煮成两杯药液。趁温先服1杯，如果四肢转温，则不必再服；如果四肢仍然发冷，就再服另1杯；如服完1剂后四肢仍不转温，可以再煎1剂服下。

舌白滑，甚至灰：指寒湿在体内凝聚而形成的舌象。

足太阴寒湿，<u>舌白滑</u>，甚则灰，脉迟，不食，不寐，大便窒塞，浊阴凝聚，<u>阳伤腹痛</u>，痛甚则肢逆，椒附白通汤主之。

阳伤腹痛：阴湿秽浊凝聚中焦，阳气损伤，阳气为阴邪所困，正邪相争则痛。

【白话译文】

寒湿伤及了足太阴脾经，会出现舌苔白而滑润，甚至呈现灰色，脉象迟缓，不想吃东西，夜里难以入眠，大便阻塞不通，腹痛，四肢发冷的症状，这是由于寒湿浊阴在中焦凝聚，阳气受损而导致的，对此，可以用椒附白通汤治疗。

 椒附白通汤方

功效：齐通三焦之阳，急驱浊阴。

主治：足太阴寒湿，寒湿浊阴在中焦凝聚，阳气受损。症见舌白滑，甚则灰，脉迟，不想吃东西，夜里难以入眠，大便阻塞不通，腹痛，四肢发冷。

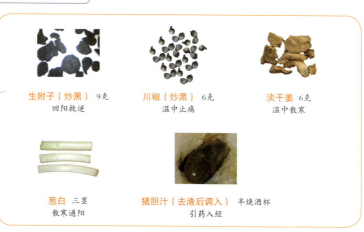

生附子（炒黑） 9克
回阳救逆

川椒（炒黑） 6克
温中止痛

淡干姜 6克
温中散寒

葱白 三茎
散寒通阳

猪胆汁（去渣后调入） 半烧酒杯
引药入经

上药加水 5 杯，煮成 2 杯药液，放凉后分两次服下。

舌白腐：舌苔颜色白，如豆腐渣堆在舌面，颗粒大，松而厚，易刮脱。

❧ **阳明寒湿，舌白腐，肛坠痛，便不爽，不喜食，附子理中汤去甘草加广陈皮、厚朴汤主之。**

【白话译文】

寒湿损伤了足阳明胃经，使患者出现舌苔白腐，肛门下坠有疼痛感，大便不爽，不想吃东西的症状，此时可以用附子理中汤去甘草加广皮厚朴汤对症治疗。

附子理中汤去甘草加广皮厚朴汤方

功效：健脾化湿，温中祛寒。

主治：阴阳寒湿，症见舌白腐、肛坠痛、大便不爽、不想吃东西。

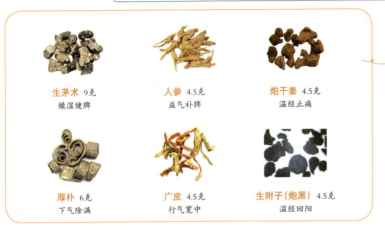

生茅术 9克 燥湿健脾	**人参** 4.5克 益气补脾	**炮干姜** 4.5克 温经止痛
厚朴 6克 下气除满	**广皮** 4.5克 行气宽中	**生附子（炮黑）** 4.5克 温经回阳

上药加水5杯，煮成2杯药液，分两次服下。

❧　寒湿伤脾胃两阳，<u>寒热</u>，不饥，吞酸，形寒，或脘中痞闷，或酒客湿聚，苓姜术桂汤主之。此兼运脾胃，<u>宣通阳气之轻剂也</u>。

寒热：外感时令之寒湿，自表传里，在胃则热，在脾则寒，表里同病，故时寒时热。

宣通阳气之轻剂：本方剂虽然有温通阳气、运脾胃的作用，但不是大热的方剂，所以称为宣通阳气之轻剂。

【白话译文】

寒湿伤及脾和胃的阳气，恶寒发热，不思饮食，胃中酸水上泛，时常有发冷的感觉，或觉得脘腹部痞塞满闷不舒，或平时喜欢饮酒从而使湿邪内聚，此时应该服用苓姜术桂汤。此方可温运脾胃，是宣通阳气的轻剂。

苓姜术桂汤方

茯苓块 15克
健脾渗湿

生姜 9克
温中散寒

炒白术 9克
健脾燥湿

桂枝 9克
助阳化气

用水 5 杯，煮取 4 杯，分两次温服。

功效：运脾胃，宣通阳气。

主治：主悪湿伤脾胃两阳，症见悪寒发热，不觉得饿，胃中酸水上泛，时常令有发冷的感觉，或觉得脘腹部痞塞满闷不舒。也适合平时喜饮酒的湿邪内聚者。

霍乱：是以发病急骤、突然发作、上吐下泻、突然腹痛为特征的急性病症。

身痛不休：指身体疼痛不止。

🌀 湿伤脾胃两阳，既吐且利，寒热身痛，或不寒热，但腹中痛，名曰霍乱。寒多，不欲饮水者，理中汤主之。热多，欲饮水者，五苓散主之。吐利汗出，发热恶寒，四肢拘急，手足厥冷，四逆汤主之。吐利止而身痛不休者，宜桂枝汤小和之。

【白话译文】

　　寒湿邪气伤及脾胃的阳气，发生呕吐，腹泻，恶寒发热，身体疼痛，或没有恶寒发热，但腹部有疼痛感，人们常常称该种病症为"霍乱"。若寒象比较明显，表现为不想喝水，治疗方剂可以用理中汤；若热象比较明显，口渴想喝水，治疗方剂可以用五苓散（见93页）。若见患者呕吐、腹泻交作，身有汗出，发热恶寒，四肢拘挛无法得到伸展，手和足均发冷，治疗时可用四逆汤。若呕吐、腹泻

📖 读书笔记

现象已经停止，但是身体疼痛感依然存在，适宜服用桂枝汤从而起到调和营卫的作用。

 理中汤方

功效：温中祛寒，补气健脾。

| **人参** 9克 | **甘草** 9克 | **白术** 9克 | **干姜** 9克 |
| 补气健脾 | 调和诸药 | 健脾燥湿 | 温中散寒 |

主治：脾胃虚寒证，中寒霍乱，阳虚失血，胸痹虚证。症见腹泻不渴、呕吐腹痛、腹满不食。现用于治疗急、慢性胃炎，胃扩张。

用水 1600 毫升，煮取 600 毫升，去渣，每次温服 200 毫升，每天服三次。服药后，等一会儿可以喝热粥 200 毫升左右，不要剧烈运动，注意保暖不要着凉。

 四逆汤方

功效：回阳救逆。

| **炙甘草** 6克 | **干姜** 4.5克 | **生附子(去皮)** 1枚 | **人参** 3克 |
| 益气和中 | 温中散寒 | 回阳救逆 | 大补元气 |

主治：治少阴病，症见四肢发冷、嗜卧、呕吐腹痛、下利清谷；还适合太阳病误汗亡阳，脉况迟微细者。现用于治疗心肌缺血、心力衰竭、高血压、糖尿病周围神经病变。

上三味，以水 600 毫升，煮取 240 毫升，去渣，分两次温服。身体强壮的人可将附子与干姜加倍。（原方无人参，因本病出现内外阳气即将外脱、脾胃阳气大虚的危重症状，所以加入人参。）

🌀 **霍乱兼转筋者，五苓散加防己桂枝薏仁主之；寒甚，脉紧者，再加附子。**

【白话译文】

霍乱病同时伴有四肢筋脉拘急挛缩症状的患者，治疗时可用五苓散加防己桂枝薏仁方。对于寒象较重而脉紧的患者，可在此方剂中再加入附子。

五苓散加防己桂枝薏仁方

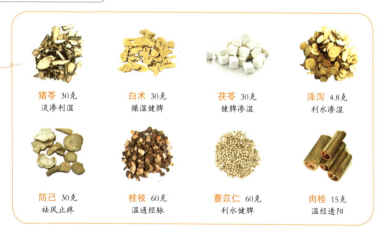

| 猪苓 30克 淡渗利湿 | 白术 30克 燥湿健脾 | 茯苓 30克 健脾渗湿 | 泽泻 4.8克 利水渗湿 |
| 防己 30克 祛风止痹 | 桂枝 60克 温通经脉 | 薏苡仁 60克 利水健脾 | 肉桂 15克 温经透阳 |

上药捣为细末。每次服 15 克，用滚开的水调和后服下，一日三次。病情严重的可白天服三次，夜里服一次，如果已能安稳躺下休息，就不用再服药。寒象严重的患者，可加较大的附子 1 枚。

🌀 **卒中寒湿，内挟秽（huì）浊，眩冒欲绝，腹中绞痛，脉沉紧而迟，甚则伏，欲吐不得吐，欲利不得利，甚则转筋，四肢欲厥，俗名发痧，**

转筋：其别名为"抽筋"。常见于小腿腓肠肌，甚则牵连腹部，发生抽搐拘急。霍乱出现转筋的原因主要有吐泻伤阴，寒凝筋脉和热盛灼筋。

功效：温阳利水，祛湿除痹。

主治：霍乱病同时伴有四肢筋脉拘急挛缩症状的患者。

眩冒欲绝：眩晕或忽然眼前昏暗，甚或达到昏昧不清的程度。

又名干霍乱，转筋者，俗名转筋火，古方书不载，蜀椒救中汤主之，九痛丸亦可服。语乱者，先服至宝丹，再与汤药。

【白话译文】

寒湿之邪突袭中焦，夹杂有秽浊之气，患者开始头晕目眩且十分严重，腹中疼痛如绞，脉象沉紧而迟，甚至还会出现伏脉。与此同时，患者想吐但是吐不出来，想泻但是泻不出来，进一步出现筋脉拘急抽搐，四肢发冷的症状，人们称该种病症为"发痧"，也叫"干霍乱"。出现筋脉拘急抽搐的症状，人们常常称其为"转筋火"，在古代医书中没有记载，可以服用花椒救中汤，也可以服用九痛丸。若患者还有语言错乱这一症状，可以先服至宝丹，再服用前面所述的汤药。

救中汤方

蜀椒(炒出汗) 9克	淡干姜 12克	厚朴 9克	槟榔 6克	广皮 6克
驱寒暖胃	温中散寒	燥湿化痰	行气消积	行气宽中

上药加水5杯，煮成2杯药液，分两次服用。如兼有"转筋"的，可加桂枝、薏苡仁各9克，防己15克；如有四肢发冷的，可加附子6克。

干霍乱：又叫"搅肠痧"。其病症严重，头晕，神昏，欲吐泻反而不吐泻，腹中绞痛明显。

语乱：指语无伦次，是病邪上犯心包造成的。所以要先服至宝丹驱心包邪气。

功效：驱阴救阳。

主治：发痧，症见头晕目眩，腹痛如绞，脉沉紧而迟，甚则伏，吐利不得，甚至筋脉拘急，四肢发冷。现用于治疗消化性溃疡、胆道蛔虫。

炒出汗：指药物炒出水分或油脂。

九痛丸方

功效: 温通补虚,
杀虫止痛。

主治: 九种心痛,
兼治卒中、腹胀
痛、不能说话;
又治常年寒冷
凝结不散、心胸
痛、落马坠车血
疾等。现用于治
疗心绞痛、心肌
梗死、胃痉挛。

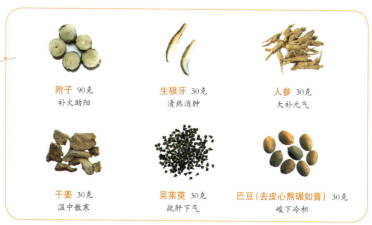

附子 90克
补火助阳

生狼牙 30克
清热消肿

人参 30克
大补元气

干姜 30克
温中散寒

吴茱萸 30克
疏肝下气

巴豆(去皮心熬碾如膏) 30克
峻下冷积

　　上药用蜜调和制成药丸,如梧桐子大小,用酒送服。
身体强健的人,开始服 3 丸,每日服三次;身体较弱的人,
开始服两丸。

湿温（附、疟、痢、疸、痹）

　　湿热上焦未清,里虚内陷,神识如蒙,舌
滑,脉缓,人参泻心汤加白芍主之。

内陷: 指湿温之
邪入里。一则由
表入里, 即由上
焦入中焦。此与
逆传心包不一样。

【白话译文】

　　湿热病邪在上焦还没有得到清除,患者里虚而邪气内
陷,出现神志昏蒙、舌滑和脉缓等症状,应该用人参泻心
汤加白芍治疗。

人参泻心汤方

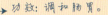
功效：调和肠胃。

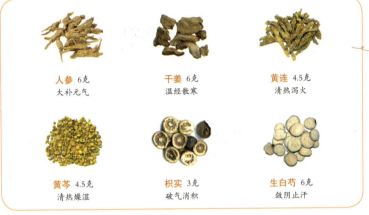

人参 6克	干姜 6克	黄连 4.5克
大补元气	温经散寒	清热泻火
黄芩 4.5克	枳实 3克	生白芍 6克
清热燥湿	破气消积	敛阴止汗

上药用水5杯，煎煮成2杯，分两次服。药渣可加水再煎煮1杯服下。

主治：上焦湿热病邪没有清除，里虚内陷，出现神志昏蒙、舌滑、脉缓。现用于治疗乙型脑炎、中暑、肺性脑病。

❧ **湿热受自口鼻，由募（mù）原直走中道，不饥不食，机窍不灵，三香汤主之。**

募原：又叫"膜原"，胸膜与膈肌部位。温病中的膜原证为半表半里证，常见病因为湿热阻滞。

【白话译文】

湿热之邪从口和鼻进入，由募原直接传至中焦脾胃，症状包括不知饥饱、不思饮食，四肢关节和孔窍失灵等，对此，可以用三香汤治疗。

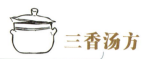

三香汤方

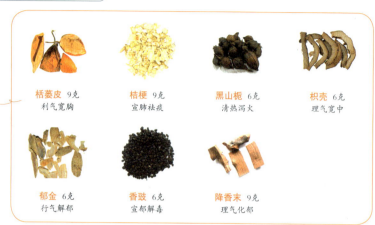

栝蒌皮 9克
利气宽胸

桔梗 9克
宣肺祛痰

黑山栀 6克
清热泻火

枳壳 6克
理气宽中

郁金 6克
行气解郁

香豉 6克
宣郁解毒

降香末 9克
理气化郁

上药用水1000毫升，煮取400毫升，分两次温服。

功效：清热涤痰，
行气宣痹。

主治：湿热之邪
从口和鼻进入，
由募原直接传至
中焦脾胃，症见
不饿、不想吃东
西等。现用于治
疗胃炎、消化不
良、口臭等。

吸受：湿温之邪
从口鼻而入。

淡渗分消浊湿：
用甘淡渗湿的药
物使湿邪从小便
排出。

吸受秽湿，三焦分布，热蒸头胀，身痛呕逆，小便不通，神识昏迷，舌白，渴不多饮，先宜芳香通神利窍，安宫牛黄丸；续用淡渗分消浊湿，茯苓皮汤。

【白话译文】

秽湿热秽浊之邪从口和鼻吸入，布散于三焦，湿热内蒸，而出现头涨，身痛，呕吐，小便不通畅，神志不清，舌苔呈现白色，虽然口渴但并不想喝太多的水。对于这种病症，治疗的时候应先用芳香开窍醒神的安宫牛黄丸；待患者的神志清醒以后，再用淡渗利水、分消湿浊的茯苓皮汤进行治疗。

茯苓皮汤方

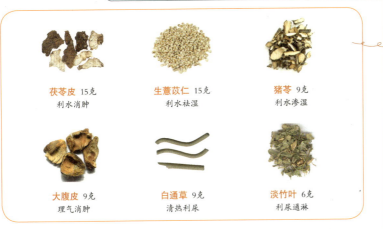

茯苓皮 15克
利水消肿

生薏苡仁 15克
利水祛湿

猪苓 9克
利水渗湿

大腹皮 9克
理气消肿

白通草 9克
清热利尿

淡竹叶 6克
利尿通淋

用水 1600 毫升，煮取 600 毫升，分三次服。

功效：利湿分消。

主治：湿温，症见头涨，身痛，呕吐，小便不通，神志不清，舌苔白，口渴不多饮。

❧ **阳明湿温，气壅为哕者，新制橘皮竹茹汤主之。**

气壅：气机阻滞、不通畅。

【白话译文】

湿温病若病邪侵犯阳明胃腑，便可引起胃气壅滞，气机上逆而产生呃逆的现象，此时应用新制橘皮竹茹汤治疗。

新制橘皮竹茹汤方

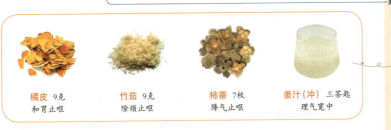

橘皮 9克
和胃止呕

竹茹 9克
除烦止呕

柿蒂 7枚
降气止呕

姜汁(冲) 三茶匙
理气宽中

功效：清化痰热，和胃降逆。

主治：阳明湿温，症见肚子胀气、打嗝。

上药（姜汁除外）用水5杯，煎煮成2杯，加姜汁搅匀，分两次趁热服下。若效果不明显，可再次服用。痰热较甚者，加竹沥、栝蒌霜。兼有瘀血者，加桃仁。

🌀 **三焦湿郁，升降失司，脘连腹胀，大便不爽，一加减正气散主之。**

升降失司：湿邪郁阻，气之升降失调，这里是指脾胃的功能失调，即脾之不运不升，胃之不行不降。临床表现为脾胃证候，如腹胀、呕恶、呃逆、呕吐、大便不爽等。

【白话译文】

湿热郁阻三焦，脾胃气机升降失常，产生脘腹胀满、大便不利等病症，此时应用一加减正气散。

 一加减正气散方

功效：芳香化湿，理气和中。

主治：三焦湿郁，升降失司，脘腹胀满，大便溏垢不爽。现用于调理便秘。

藿香梗 6克 芳香化浊	厚朴 6克 燥湿除满	杏仁 6克 宣肺化痰	茯苓皮 6克 利水消肿	广皮 3克 理气燥湿
神曲 4.5克 健脾消食	麦芽 4.5克 行气健脾	绵茵陈 6克 清利湿热	大腹皮 3克 行水消肿	

绵茵陈：是茵陈蒿的别名。春季采收为绵茵陈，秋季采收为花茵陈。

加水1000毫升，煮取400毫升，分两次温服。

🌀 **湿郁三焦，脘闷，便溏，身痛，舌白，脉象模糊，二加减正气散主之。**

脉象模糊：话出《临证指南》医案中，其意一为

【白话译文】

　　湿热郁阻三焦，出现脘腹痞闷，大便稀溏，身体有疼痛的感觉，舌苔颜色发白，脉象模糊不清的病症时，应该用二加减正气散。

 二加减正气散方

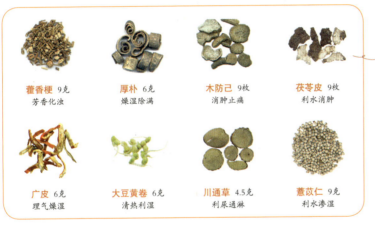

藿香梗 9克	厚朴 6克	木防己 9枚	茯苓皮 9枚
芳香化浊	燥湿除满	消肿止痛	利水消肿
广皮 6克	大豆黄卷 6克	川通草 4.5克	薏苡仁 9克
理气燥湿	清热利湿	利尿通淋	利水渗湿

　　上药用水800毫升，煮取300毫升，分两次服。

　　秽湿着里，舌黄，脘闷，气机不宣，久则酿热，三加减正气散主之。

【白话译文】

　　秽湿之邪在中焦郁滞，症状表现为舌苔发黄、胃脘胀闷等，这是因为气机失于宣畅，秽湿久留郁而化热，此时应用三加减正气散。

（右侧批注）

模糊难以辨别，二为脉弱得触摸不到。但如果归纳为经络证，乃以"身痛"为依据。

功效：芳香化湿，宣通经络。

主治：湿郁三焦，症见脘腹胀满，大便溏薄，身体疼痛，舌苔白，脉象模糊。

秽湿着里：湿浊之邪不在表，而是留着于里，久郁必然有化热之趋向。

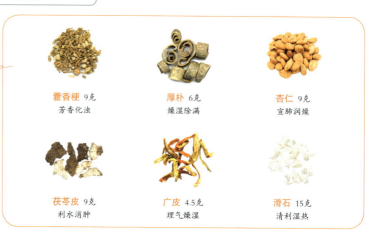

三加减正气散方

功效：芳香化浊，清热利湿。

主治：湿浊瘀滞，气机不宣，症见脘闷、苔黄。现用于治疗泄泻、慢性浅表性胃炎。

藿香梗 9克
芳香化浊

厚朴 6克
燥湿除满

杏仁 9克
宣肺润燥

茯苓皮 9克
利水消肿

广皮 4.5克
理气燥湿

滑石 15克
清利湿热

用水 1000 毫升，煮取 500 毫升，分两次服。

秽湿着里，邪阻气分，舌白滑，脉右缓，四加减正气散主之。

气分：一般指阳明气分，负影响脾胃之运化水谷的作用。脾与胃相表里，以膜相连，为胃行其津液，故又言之为脾阳。

【白话译文】

秽湿之邪在体内滞留，阻滞中焦气分，症状表现为舌苔白滑、右脉缓的，应用四加减正气散进行对症治疗。

四加减正气散方

功效：化湿和中，行气消滞。

主治：湿温，秽湿着里，邪阻气分，症见脘闷、舌苔白滑、右脉缓。

藿香梗 9克
芳香化浊

厚朴 6克
燥湿除满

草果 3克
燥湿化痰

茯苓 9克
利水消肿

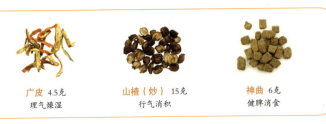

广皮 4.5克
理气燥湿

山楂（炒） 15克
行气消积

神曲 6克
健脾消食

用水 1000 毫升，煮取 400 毫升，滓再煮 200 毫升，分三次服。

 秽湿着里，脘闷，便泄，五加减正气散主之。

> 秽湿着里：指秽湿困阻脾胃阳气，气滞不畅，阳气受损，而导致脘闷、便泄。

【白话译文】

秽湿之邪阻滞中焦脾胃而产生胸脘部发闷、大便泄泻等病症，则应用五加减正气散。

五加减正气散方

> 功效：健脾化湿，理气止泄。
>
> 主治：秽湿着里，症见脘闷、便泄，苔白滑、脉缓。现用于治疗轮状病毒性肠炎、功能性消化不良、溃疡性结肠炎。

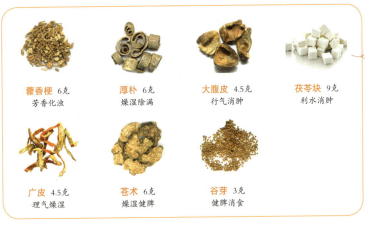

藿香梗 6克
芳香化浊

厚朴 6克
燥湿除满

大腹皮 4.5克
行气消肿

茯苓块 9克
利水消肿

广皮 4.5克
理气燥湿

苍术 6克
燥湿健脾

谷芽 3克
健脾消食

用水 1000 毫升，煎煮至 400 毫升，1 天服两次。

五个加减正气散异同

方剂名称	一加减正气散	二加减正气散	三加减正气散	四加减正气散	五加减正气散
病因病机	三焦湿阻升降失司	三焦湿阻郁阻经络	三焦湿阻湿郁化热	秽湿困脾湿阻食滞	秽湿困脾气机郁滞
治疗方法	芳香化湿理气和中	芳香化湿宣通经络	芳香化浊清热利湿	化湿和中行气消滞	健脾化湿理气止泄
相同药物	厚朴、藿香梗、广皮				
不同药物	神曲、麦芽、杏仁、大腹皮、绵茵陈、茯苓皮	大豆黄卷、木防己、薏苡仁、川通草、茯苓皮	滑石、杏仁、茯苓皮	山楂、神曲、草果、茯苓	苍术、大腹皮、谷芽、茯苓块

脉缓身痛：即湿热内阻、经络不畅，所以出现脉缓身痛。

徒清热则湿不退，徒祛湿则热愈炽：指湿热之邪为半阴半阳。如果单纯治湿，因为祛湿药复为温性药，所以不利于祛热；如果单纯治热，因为清热药复为寒凉药不利于祛湿。

🌀 **脉缓身痛**，舌淡黄而滑，渴不多饮，或竟不渴，汗出热解，继而复热，内不能运水谷之湿，外复感时令之湿，发表攻里，两不可施，误认伤寒，必转坏证。徒清热则湿不退，徒祛湿则热愈炽，黄芩滑石汤主之。

【白话译文】

湿温病若在发病期间出现脉缓身痛，舌苔淡黄且滑，口虽然渴但是饮水较少，或根本不觉得口渴，出汗后发热渐退，但是很快就又再度发热的症状。其实这是因为湿热困脾胃，在内无法运化水谷而使湿邪内生，与此同时，又外感了时令的湿邪，内外湿邪相合就导致了这些病症的发生。治疗这种病症，解表法与攻下法都不合适，若误认为是伤寒而用解表法治疗，一定会转成无法治疗的坏证。若单纯采用清热法，湿邪无法被祛除；若只采用祛湿法，热势又必然更加炽盛，所以这个时候应该用黄芩滑石汤来治疗。

黄芩滑石汤方

功效：清热利湿。

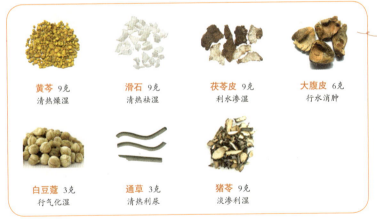

黄芩 9克	滑石 9克	茯苓皮 9克	大腹皮 6克
清热燥湿	清热祛湿	利水渗湿	行水消肿

白豆蔻 3克	通草 3克	猪苓 9克
行气化湿	清热利尿	淡渗利湿

用水 1200 毫升，煮取 400 毫升，滓再煮取 200 毫升。分三次温服。

主治：湿温病，症见身疼痛，口不渴，或渴不多饮，汗出热解，继而复热，舌苔淡黄而滑，脉缓。现用于治疗急性鼻窦炎、细菌性鼻腔炎、阴道炎。

呕：证名。指饮食、痰涎从胃中上涌，自口而出。有声无物为呕，有物无声为吐，有物有声为呕吐。现在一般统称为呕吐，而将有声无物，称为"干呕"。

🌀 **阳明湿温，呕而不渴者，小半夏加茯苓汤主之；呕甚而痞者，半夏泻心汤去人参、干姜、大**

枣、甘草加枳实、生姜主之。

【白话译文】

湿温病邪侵犯阳明胃腑而产生呕吐而口不渴等症状的，用小半夏加茯苓汤治疗；如果呕吐严重而脘腹胀满的，则用半夏泻心汤去掉人参、干姜、大枣和甘草添加枳实和生姜进行对症治疗。

小半夏加茯苓汤方

功效：和胃止呕，饮水下行。

主治：停饮呕吐，症见心下痞闷、头眩心悸。现用于治疗脑供血不足、美尼尔氏综合症、病毒性心肌炎。

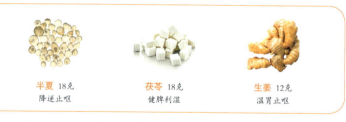

半夏 18克
降逆止呕

茯苓 18克
健脾利湿

生姜 12克
温胃止呕

上药三味，以水700毫升，煮取300毫升，分两次温服。

半夏泻心汤去人参干姜甘草大枣加枳实生姜方

功效：降逆止呕，散结消痞。

主治：呕吐严重、脘腹胀满。

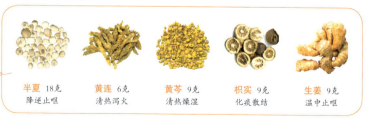

半夏 18克
降逆止呕

黄连 6克
清热泻火

黄芩 9克
清热燥湿

枳实 9克
化痰散结

生姜 9克
温中止呕

用水8杯，煮取3杯，分三次服。虚者，可不去人参、大枣。

湿聚热蒸，蕴于经络，寒战热炽，骨骱
(jiè)烦疼，舌色灰滞，面目萎黄，病名湿痹，
宣痹汤主之。

骨骱：骨，指骨骼，骱，为骨关节，统称为骨骼关节。

【白话译文】

湿热之邪蕴阻熏灼于经络，而产生全身热得发烫，冷得发抖，骨节疼痛剧烈，心中烦躁，舌苔灰滞，面目萎黄的症状，人们称为"湿痹"，应用宣痹汤治疗。

宣痹汤方

功效：清化湿热，宣痹通络。

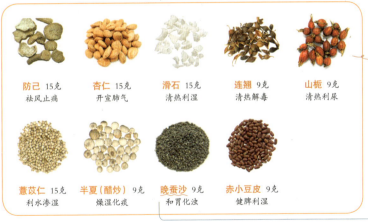

防己 15克
祛风止痛

杏仁 15克
开宣肺气

滑石 15克
清热利湿

连翘 9克
清热解毒

山栀 9克
清热利尿

薏苡仁 15克
利水渗湿

半夏（醋炒） 9克
燥湿化痰

晚蚕沙 9克
和胃化浊

赤小豆皮 9克
健脾利湿

主治：湿热痹证。症见经络骨节烦疼，面色萎黄，小便短赤，舌苔黄腻或灰滞。现用于治疗类风湿性关节炎、痛风、慢性咽炎。

上药用水1600毫升，煮取600毫升，分三次温服。痛感严重者，可加片姜黄6克、海桐皮9克。

晚蚕沙：是秋天的蚕蓄便。

　湿郁经脉，身热，身痛，汗多，自利，胸腹白疹，内外合邪。纯辛走表，纯苦清热，皆在所

白疹：即为白痦，是高于皮肤表面，内含浆液的白色疱疹。

忌。辛凉淡法，薏苡竹叶散主之。

【白话译文】

　　湿热郁阻经脉，而出现身体发热、疼痛、多汗、大便泄泻、胸腹部有白疹等症，这是因为湿热之邪既表现在外在经络，也表现在内在肠腑。这个时候，如果单纯辛温解表或单纯泻里热，均犯了大忌，应该用辛凉淡渗的薏苡竹叶散进行对症治疗。

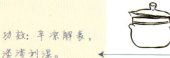 **薏苡竹叶散方**

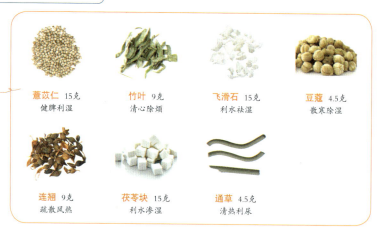

薏苡仁 15克
健脾利湿

竹叶 9克
清心除烦

飞滑石 15克
利水祛湿

豆蔻 4.5克
散寒除湿

连翘 9克
疏散风热

茯苓块 15克
利水渗湿

通草 4.5克
清热利尿

　　上面药物研成粉末。每次服 15 克，一天服三次。

　　❧ **风暑寒湿，杂感混淆，气不主宣，咳嗽，头胀，不饥，舌白，肢体若废，杏仁薏苡汤主之。**

辛凉淡渗：用辛凉药解肌表的热，用辛淡的药物除在里的湿。使表邪从气而化，里邪从小便而驱，合称辛凉淡渗。

功效：辛凉解表，淡渗利湿。

主治：湿温，湿郁经脉，症见身热疼痛，汗多，腹泻，胸腹白疹。现用于治疗湿疹、汗疱疹、带状疱疹。

杂感混淆：邪气有兼挟，先后又相异，交错混杂，共同对机体产生作用。

肢体若废：指肢体活动不利。寒湿困脾，脾主肌肉四肢，就会出现肢体若废。

【白话译文】

风、暑、寒、湿，这四种病邪混杂而侵犯人体，导致肺气不宣，脾胃失调，引发咳嗽、头胀、不知饥饱、舌苔发白、肢体活动不利等病症，治疗时可以用杏仁薏苡汤。

 杏仁薏苡汤方

功效: 宣肺解表，温化寒湿。

主治: 风暑寒湿，杂感混淆，肺气不宣，症见咳嗽、头胀、不饥、舌苔白、肢体活动不利。

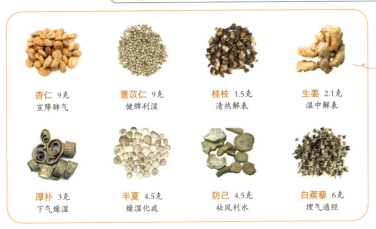

杏仁 9克
宣降肺气

薏苡仁 9克
健脾利湿

桂枝 1.5克
清热解表

生姜 2.1克
温中解表

厚朴 3克
下气燥湿

半夏 4.5克
燥湿化痰

防己 4.5克
祛风利水

白蒺藜 6克
理气通经

上药用水5杯，煎煮成3杯，药渣再加水煎煮成1杯，分三次趁热服下。

💧 **暑湿痹者，加减木防己汤主之。**

【白话译文】

因感受暑湿之邪而形成的痹证，治疗时可以用加减木防己汤。

痹: 有闭阻不通之义，因风、寒、湿、热等外邪侵袭人体，闭阻经络，气血不能畅行，引起肌肉、筋骨、关节等酸痛、麻木、重着、伸屈不利，甚或关节肿大灼热等为主要临床表现。分为行痹、痛痹、着痹和热痹。

加减木防己汤方

功效：清热利湿，
宣痹通络。

主治：暑湿痹。
症见周身酸楚，
四肢沉重，关节
红、肿、热、痛，
或有发热口渴，
舌红，苔黄腻。
现用于治疗风湿
性关节炎、充血
性心力衰竭、痛
风性关节炎。

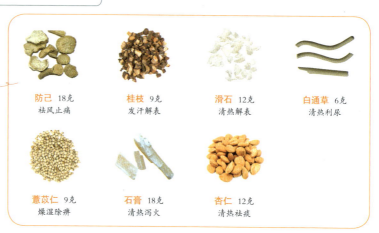

防己 18克
祛风止痛

桂枝 9克
发汗解表

滑石 12克
清热解表

白通草 6克
清热利尿

薏苡仁 9克
燥湿除痹

石膏 18克
清热泻火

杏仁 12克
清热祛痰

上药用水8杯，煎煮成3杯，分次趁热服。如果用药后没有完全止痛者，可以加重用量再服，白天服三次，晚上服一次。风胜则或上或下，四肢游走作痛，加桂枝、桑叶；湿胜则肿，加滑石、萆薢、苍术；寒胜则痛，加防己、桂枝、姜黄、海桐皮；面赤，口涎自出者，重加石膏、知母；绝无汗者，加羌活、苍术；汗多者，加黄芪、炙甘草；兼痰饮者，加半夏、厚朴、广皮。

湿热不解，久酿成疸，古有成法，不及备载，聊列数则，以备规矩（下疟、痢等证仿此）。

疸：指黄疸。是
感受湿热疫毒，
肝胆气机受阻，
疏泄失常，胆液
不循常道外溢所
致的一类病症，
以身黄、目黄、
小便黄为主症，
其中以目睛黄染
尤为本病的主要
特征。

【白话译文】

湿热邪气久留不解，可酿成黄疸。中国古代医书中已经有许多完善的治疗方法，这里我们不能全面论述，只能列出几个作为参考，来说明基本的治疗原则（下面论述的疟和痢等病症都可以参考此证）。

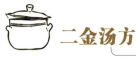 夏秋疸病，湿热气蒸，<u>外干时令</u>，<u>内蕴水谷，必以宣通气分为要。失治则为肿胀。由黄疸而肿胀者，苦辛淡法，二金汤主之。</u>

外干时令：指夏秋之时，在湿热为盛的气候条件下，湿热之邪侵袭人体。

二金：指鸡内金和海金沙，两药合用具有清利湿热、消除积滞的功效。

【白话译文】

在夏秋季节引发的黄疸病，大部分是因湿热之邪蕴蒸而引起的。在外感受了时令湿热之邪的侵袭，在内脾胃无法对水谷进行运化而酿生湿热。内外相合，就易形成黄疸。因此，在治疗方面应当以宣通气分为主，如果治疗不当，就会导致肿胀的病症发生。若是由黄疸而转变成的肿胀病症，则应施苦辛淡法，可以用二金汤治疗。

二金汤方

功效：宣通气分。

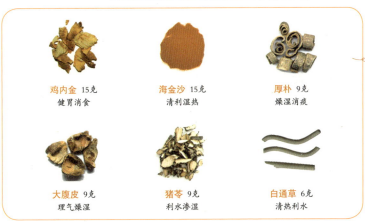

主治：湿热黄疸，适用于失治而为肿胀者。

鸡内金 15克
健胃消食

海金沙 15克
清利湿热

厚朴 9克
燥湿消痰

大腹皮 9克
理气燥湿

猪苓 9克
利水渗湿

白通草 6克
清热利水

上药用水 1600 毫升，煮取 600 毫升，分三次温服。

诸：各种。

🌀 **诸黄疸小便短者，茵陈五苓散主之。**

【白话译文】

对于各种黄疸兼有小便短少症状的患者，在治疗方面可以用茵陈五苓散（茵陈末10份，五苓散5份，茵陈的用量为五苓散的一倍，一起研成细末，拌和均匀，每次服9克，每日三次。五苓散见93页）。

🌀 **黄疸脉沉，中痞恶心，便结溺赤，病属三焦里证，杏仁石膏汤主之。**

中痞：由中焦脾胃运化失职，形成的脘腹痞塞胀满之证。

【白话译文】

黄疸病出现脉象沉、脘腹痞满、恶心、大便秘结、小便黄赤等病症。其实，这属湿热充斥三焦的里证，在治疗方面可以用杏仁石膏汤。

 杏仁石膏汤方

功效：清热祛湿，宣通三焦。

主治：黄疸脉沉，中痞恶心，便结溺赤，病属三焦的里证。

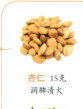

杏仁 15克
润肺清火

石膏 24克
清热泻火

半夏 15克
燥湿止呕

山栀子 9克
清泻三焦

黄柏 9克
清热燥湿

枳实汁（冲） 3茶匙
化痰散痞

姜汁（冲） 3茶匙
解表止呕

上药（枳实汁、姜汁除外）用水8杯，煎煮成3杯，分三次服，每次加入枳实汁、姜汁各3茶匙搅匀服用。

🌀 <u>素积劳倦</u>，再感湿温，误用发表，身面俱黄，不饥溺赤，连翘赤豆饮煎送保和丸。

素积劳倦：长期过度劳累。

【白话译文】

长期过度劳累，外感湿温邪气，而又误用发表的药物，出现身体和面目都发黄、不饿、小便黄赤的症状，可以用连翘赤小豆饮煎送保和丸治疗。

 连翘赤豆饮方

功效：清热渗湿。

主治：素积劳倦，再感湿温，误用发表，身面俱黄，不饿，小便黄赤。

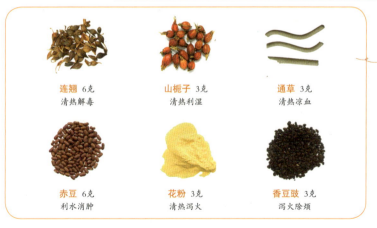

连翘 6克
清热解毒

山栀子 3克
清热利湿

通草 3克
清热凉血

赤豆 6克
利水消肿

花粉 3克
清热泻火

香豆豉 3克
泻火除烦

上药水煎后用其送服保和丸6克。

🌀 湿甚为热，<u>疟</u>邪痞结心下，舌白口渴。烦躁自利，初身痛，继则心下亦痛，泻心汤主之。

疟：病症名，即间歇性寒战，以高热、出汗为特征的一种疾病（恶寒发热有规律地交替发作）。

【白话译文】

湿邪郁久化热，致使疟疾形成，病邪结于心下而导致痞满、舌苔颜色发白、口渴、心中烦躁、大便泄泻等症状。在开始的时候，身体感到疼痛，接着胃腕部也开始疼痛。对此，应该用泻心汤治疗。

 泻心汤方

功效：泻火解毒，燥湿泄热。

主治：邪火内炽，迫血妄行，吐血，衄血，便秘，尿黄；三焦积热；湿热黄疸。现用于治疗痢疾、肺结核、脑血管意外等。

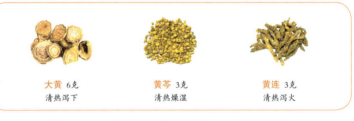

| 大黄 6克 | 黄芩 3克 | 黄连 3克 |
| 清热泻下 | 清热燥湿 | 清热泻火 |

上面药物，用水800毫升，煮取250毫升，一次性服用。

疮家：身体患有疖、疽、疔疮、疔肿、流注、流痰、瘰疬等病的患者。

❧ **疮家湿疟，忌用发散，苍术白虎汤加草果主之。**

【白话译文】

素有疮疡的患者，如果再患上湿邪偏盛的疟疾，应禁用发散的方法，可以用苍术白虎汤加草果（即9页的白虎汤加9克苍术、3克草果）治疗。

疟来日晏：晏，晚、迟。疟疾发作的时间越来越晚，即两次发作间的时间延长。

❧ **背寒，胸中痞结，疟来日晏，邪渐入阴，草果知母汤主之。**

【白话译文】

疟疾患者出现背部寒冷，胸中痞满胀闷，寒热发作一点点地推迟，这是疟邪开始慢慢入里伤阴而导致的，可以用草果知母汤治疗。

 草果知母汤方

功效：燥湿清热。

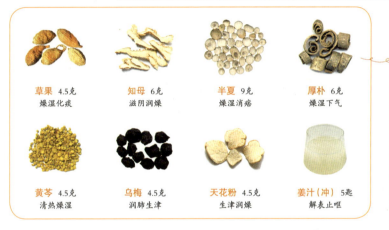

草果 4.5克	知母 6克	半夏 9克	厚朴 6克
燥湿化痰	滋阴润燥	燥湿消痞	燥湿下气
黄芩 4.5克	乌梅 4.5克	天花粉 4.5克	姜汁（冲）5匙
清热燥湿	润肺生津	生津润燥	解表止呕

主治：背寒，胸中痞结，疟疾发作越来越推迟，邪渐入里伤阴。现用于治疗癫痫、肾功能衰竭。

上药（姜汁除外）用水5杯，煎煮成2杯，加姜汁搅匀，分两次趁热服。

🌀 **疟伤胃阳，气逆不降，热劫胃液，不饥不饱，不食不便，渴不欲饮，味变酸浊，加减人参泻心汤主之。**

味变酸浊：口中发酸且不清爽；或释为吞酸。乃胃气上逆而形成的。

【白话译文】

疟邪伤及胃阳，胃气上逆不降，邪热劫伤胃阴，出现不知道饥饱，不想吃东西，大便不通，虽然口渴但并不想喝水，口中有酸腐浊腻的感觉，治疗时可以用加减人参泻心汤。

 加减人参泻心汤方

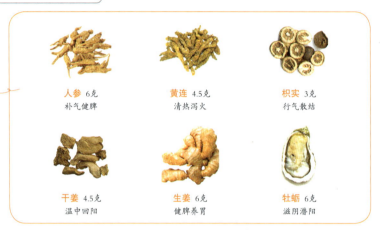

功效：辛通苦降，补脾健胃。

主治：疟伤胃阳，气逆不降，热劫胃液，不饥不饱，不食不便，渴不欲饮，味变酸浊。

人参 6克
补气健脾

黄连 4.5克
清热泻火

枳实 3克
行气散结

干姜 4.5克
温中回阳

生姜 6克
健脾养胃

牡蛎 6克
滋阴潜阳

上药用水 5 杯，煎煮成 2 杯，分两次趁热服。

疟伤胃阴：湿热性质的疟病，偏于湿盛则如上条伤胃阳；偏于热盛则伤胃阴。

🌀 **疟伤胃阴，不饥不饱，不便，潮热，得食则烦热愈加，津液不复者，麦冬麻仁汤主之。**

【白话译文】

疟邪伤及胃阴，产生不知道饥饱、不解大便、潮热，进食之后更加心烦、发热等症状，这是津液没有恢复所导致的，治疗时可以用麦冬麻仁汤。

麦冬麻仁汤方

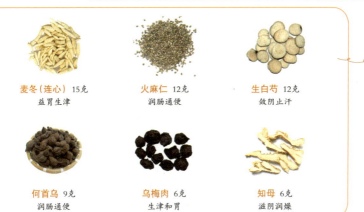

麦冬(连心) 15克
益胃生津

火麻仁 12克
润肠通便

生白芍 12克
敛阴止汗

何首乌 9克
润肠通便

乌梅肉 6克
生津和胃

知母 6克
滋阴润燥

用水 1600 毫升，煮取 600 毫升，分三次温服。

功效：滋养胃阴。

主治：疟邪伤及胃阴，产生不知道饥饱、无大便、潮热，进食之后更加心烦、津液损伤没有恢复。

太阴脾疟，寒起四末，不渴多呕，热聚心胸，黄连白芍汤主之。烦躁甚者，可另服<u>牛黄丸</u>一丸。

寒起四末：寒冷的感觉起于四肢末端。

牛黄丸：即能"清热解毒，镇惊开窍"的安宫牛黄丸。

【白话译文】

疟疾表现于足太阴脾经，则被称为"太阴脾疟"。发作时，从四肢末端开始产生寒冷的感觉，口不渴，频繁呕吐，这是热邪在心胸部聚集所致，治疗时可以用黄连白芍汤。而对于烦热剧烈的，可以加服一粒牛黄丸。

黄连白芍汤方

功效：辛开苦降，两和肝胃。

主治：太阴脾疟，症见寒冷的感觉从四肢末端开始，不渴，呕吐，热邪聚集在心胸。

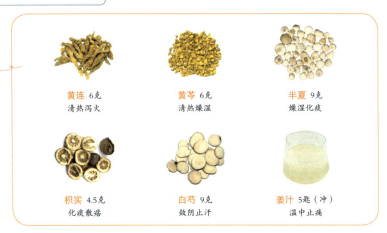

黄连 6克
清热泻火

黄芩 6克
清热燥湿

半夏 9克
燥湿化痰

枳实 4.5克
化痰散痞

白芍 9克
敛阴止汗

姜汁 5匙（冲）
温中止痛

上药（姜汁除外）用水8杯，煎煮成3杯，加姜汁搅匀，分三次趁热服。

疟来日迟：同前面的"疟来日晏"。

太阴脾疟，脉濡，寒热，疟来日迟，腹微满，四肢不暖，露姜饮主之。

【白话译文】

足太阴脾经之疟，出现脉濡、发热恶寒、疟疾发作慢慢推迟、腹部稍微有胀满感、四肢不温等症状的，在治疗方面应该用露姜饮。

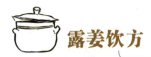

露姜饮方

人参 3克
益气健脾

生姜 3克
温中散寒

功效：益气健脾，温中祛寒。

主治：久疟、气血两虚。

上药用水 400 毫升，煎成 200 毫升，放到室外露一宿，蒸煮一下再服用。

露一宿：在室外放置一晚上，取夜露的清凉作用，可以清邪热。

🌀 **太阴脾疟，脉弦而缓，寒战，甚则呕吐、嗳气，腹鸣溏泄。苦辛寒法，不中与也。苦辛温法，加味露姜饮主之。**

寒战：又称作"振寒""战栗"。自觉寒冷且躯体寰颤。

不中：指不符合，不恰当。

【白话译文】

太阴脾疟，出现脉象弦而缓，怕冷发抖，甚至出现呕吐、嗳气、腹中肠鸣、腹泻等症状。治疗时应禁用苦辛寒法，应当用苦辛温法的加味露姜饮。

加味露姜饮方

功效：甘温补正，化痰截疟。

人参 3克
补气健脾

半夏 6克
燥湿化痰

草果 3克
祛湿化痰

主治：太阴脾疟，症见脉弦而缓、寒战、呕吐、嗳气、腹鸣腹泻。

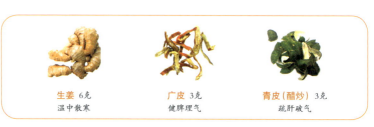

生姜 6克	广皮 3克	青皮（醋炒）3克
温中散寒	健脾理气	疏肝破气

上药用水 2.5 杯，煎煮成 1 杯，滴入 3 匙荷叶露，趁热服下。药渣可加水再煎煮 1 杯药液服下。

中焦疟：指以脾胃证候为主的疟病。

升阳益气：即补气健脾，升阳举陷。主要适用于脾气亏虚所致的各种病症。

中焦疟，寒热久不止，气虚留邪，补中益气汤主之。留邪以气虚之故，自以升阳益气立法。

【白话译文】

中焦疟疾，寒热发作好久都止不住，这是因为中气虚弱无法祛除邪气而致病邪久留不去导致的。治疗方剂可以用补中益气汤。病邪久留不去是因为中气虚弱，在治疗方面应采用升阳益气法。

 补中益气汤方

功效：补中益气，升阳举陷。

主治：脾胃气虚，少气懒言，动则气短；或气虚发热；或气虚下陷，久泻脱肛。现用于治疗子宫下垂、胃下垂等。

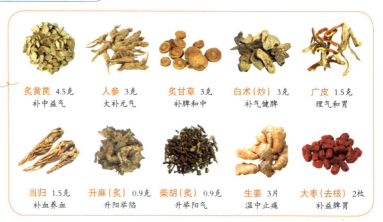

炙黄芪 4.5克	人参 3克	炙甘草 3克	白术（炒）3克	广皮 1.5克
补中益气	大补元气	补脾和中	补气健脾	理气和胃

当归 1.5克	升麻（炙）0.9克	柴胡（炙）0.9克	生姜 3片	大枣（去核）2枚
补血养血	升阳举陷	升举阳气	温中止痛	补益脾胃

上药用水 5 杯，煎煮成 2 杯，药渣加水再煎煮成 1 杯，分三次趁热服下。病重、热甚者，黄芪加至 3 克，咳嗽者，去人参；腹中痛者，加白芍药 1.5 克、炙甘草 1.5 克；若恶热喜寒而腹痛者；再加黄芩 0.6～0.9 克；恶寒冷痛，加桂心 0.3～0.9 克；头痛，加蔓荆子 0.6～0.9 克；痛甚者加川芎 0.6 克；顶痛、脑痛，加藁本 0.9～1.5 克。阴虚内热者忌服。

❧　脉左弦，暮热早凉，汗解渴饮，少阳疟偏于热重者，青蒿鳖甲汤主之。

少阳疟：根据《伤寒论》六经辨证中的三阳疟之一。一般寒热往来，兼恶寒身痛者为太阳疟；寒热往来，热多寒少，口渴不停地饮水者为阳明疟；寒热往来，寒热相等，胸胁苦满，口苦咽干，心烦喜呕者为少阳疟。

【白话译文】

患者左手脉弦，晚上发热，早上热退汗出，汗出后症状有所缓解，口渴想喝饮水，其实这是少阳疟疾偏重于热的病症，治疗时应用青蒿鳖甲汤。

青蒿鳖甲汤方

功效：养阴透热。

青蒿 9克 养阴透热	知母 6克 滋阴润燥	桑叶 6克 疏风平肝
鳖甲 15克 退热除蒸	丹皮 6克 清热凉血	花粉 6克 清热生津

主治：少阳疟偏于热重者，左手脉弦，晚上发热，早上凉，汗出后症状有所缓解。现用于治疗系统性红斑狼疮、更年期综合征等。

上药以水 1000 毫升，煮取 400 毫升。疟发前，分两次温服。

少阳疟如伤寒证者，小柴胡汤主之。渴甚者，去半夏，加栝蒌根。脉弦迟者，小柴胡加干姜陈皮汤主之。

如伤寒证：指《伤寒论》中的少阳证。如"口苦、咽干、目眩、往来寒热、胸胁苦满、心烦喜呕、默默不欲饮食"等。

【白话译文】

少阳疟疾表现症状和伤寒少阳证相似的，治疗时可用小柴胡汤。如果口渴严重，则去掉半夏而加入栝蒌根。如果脉象弦而迟，则应用小柴胡加干姜陈皮汤（即小柴胡汤方中加入干姜、陈皮各6克）。

 小柴胡汤方

功效：和解少阳。

主治：少阳疟疾、伤寒少阳证、黄疸等。症见恶寒与发热交替出现，胸胁部胀闷不适，心情烦躁，口苦。现用于治疗慢性乙型肝炎、尿路感染、反流性食管炎等。

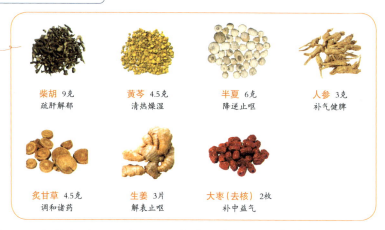

柴胡 9克　疏肝解郁

黄芩 4.5克　清热燥湿

半夏 6克　降逆止呕

人参 3克　补气健脾

炙甘草 4.5克　调和诸药

生姜 3片　解表止呕

大枣（去核）2枚　补中益气

上药七味，以水 1200 毫升，煮取 600 毫升，去渣，再煎取 300 毫升，分两次温服。

舌白，脘闷，寒起四末，渴喜热饮，湿蕴之故，名曰湿疟，厚朴草果汤主之。

湿疟：疟疾的一种，是久受阴湿，湿邪伏于体内，因触冒风寒

【白话译文】

　　患者舌苔颜色发白，胸脘有发闷的感觉，疟疾发作的时候寒冷的感觉从四肢末梢起，口渴想喝热水，这是因身体湿邪内蕴所致，人们称其为"湿疟"，治疗时应用厚朴草果汤。

而诱发。其临床表现有恶寒而不甚热、汗出、一身尽痛、四肢沉重、呕逆脘闷、脉缓等。

 ## 厚朴草果汤方

功效：温中运脾。

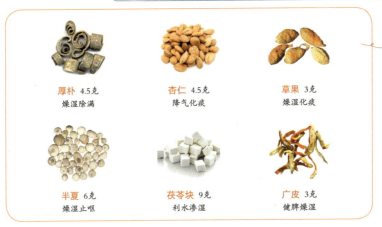

厚朴 4.5克	杏仁 4.5克	草果 3克
燥湿除满	降气化痰	燥湿化痰
半夏 6克	茯苓块 9克	广皮 3克
燥湿止呕	利水渗湿	健脾燥湿

主治：湿疟，症见热少湿多，舌苔白腻，胸脘痞闷，寒冷从四肢末梢开始，口渴喜欢喝热水。

用水 1000 毫升，煮取 400 毫升，分两次温服。

　　湿温内蕴，夹杂饮食停滞，气不得运，血不得行，遂成滞下，俗名痢疾。古称重证，以其深入脏腑也。初起腹痛胀者易治，日久不痛并不胀者难治。脉小弱者易治，脉实大数者难治。老年久衰，实大、小弱并难治，脉调和者易治。日数十行者易治，一、二行或有或无者难治。面色、

滞下：痢疾的古称。因排便有脓血黏腻，滞涩难下，故名。

脉调和：这里指脉象调和，说明气血比较协调，容易治疗。

噤口痢：痢疾的
一种，指呕吐而
不能进食的痢
疾。

新受者：指感受
病邪而新发病的
患者。

动气：这里指跳
动感。

便色鲜明者易治，秽暗者难治。噤（jìn）口痢属实者尚可治，属虚者难治。先滞（俗所谓痢疾）后利（俗谓之泄泻）者易治，先利后滞者难治。先滞后疟者易治，先疟后滞者难治。本年新受者易治，上年伏暑、酒客积热、老年阳虚积湿者难治。季胁少腹无动气疝瘕（shàn jiǎ）者易治，有者难治。

【白话译文】

湿热之邪在身体内部郁阻，且夹杂着饮食停滞，气血运行不通畅，于是形成了滞下病，人们常常称其为"痢疾"。古代认为这是比较严重的病症，因为病邪已经深入了脏腑。初起时腹部胀痛，在治疗方面不难；而对于病久而腹部不痛不胀的，在治疗上比较困难。脉象表现小而弱的，容易治疗；而脉象实大而数的，治疗比较困难。老年人或久病体衰者其脉象不管实大或是弱小，治疗起来都比较难；而脉象调和者，治疗起来是容易的。每日的大便次数有十几次的患者，容易治疗；而每日大便只有一两次或想解解不出来的患者，治疗起来比较难。面色和大便颜色鲜明的患者，治疗起来是容易的；而面色、便色晦暗污浊的患者，在治疗上比较困难。噤口痢属于实证的还能够治疗，而属于虚证的，治疗起来困难。先滞下（即人们常说的"痢疾"）再转变为下利

（人们常说的"泄泻"）的，治疗起来容易；而先下利再转变为滞下的，治疗起来就比较困难。由滞下转变成疟疾的，治疗起来容易；由疟疾转变成滞下的，治疗起来就比较困难。本年感受病邪新发病的，治疗起来容易；而上年受了暑邪，病邪内伏过年才发作的，或者平时喜欢喝酒，素体湿热内盛，或者老年阳虚而湿邪在内郁结的，治疗较困难。季胁部和少腹部位无跳动感觉和疝气积聚的，治疗起来容易，而有上述实际表现的，治疗就较困难。

自利不爽，欲作滞下，腹中拘急，小便短者，四苓合芩芍汤主之。

自利：即泄泻。

拘急：一般形容四肢抽搐状，今用于"腹中"，即腹部感到一阵阵紧缩不舒。但又非腹痛的证候。

【白话译文】

患者泄泻但是排便并不通畅，这是将要转变为痢疾的表现。若同时伴随腹部拘急不适、小便短少的症状，在治疗上应该用四苓合芩芍汤。

四苓合芩芍汤方

功效：清热祛湿，行气止痛。

主治：湿热痢疾，症见腹泻不爽，腹中拘急，小便

苍术 6克	猪苓 6克	茯苓 6克	泽泻 6克	白芍 6克
燥湿健脾	淡渗利湿	利水渗湿	利水泻热	敛阴止痛

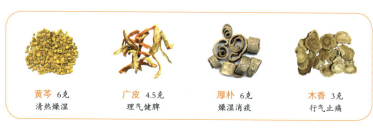

黄芩 6克	广皮 4.5克	厚朴 6克	木香 3克
清热燥湿	理气健脾	燥湿消痰	行气止痛

用水 1000 毫升，煮取 400 毫升，分两次温服。若痢疾日久不可用此方法。

 暑湿风寒杂感，寒热迭(dié)作，表证正盛，里证复急，腹不和而滞下者，活人败毒散主之。

【白话译文】

暑湿与风寒相合侵犯人体，患者产生明显的恶寒发热交作的表证，和比较严重的腹部不舒服及大便里急后重的里证，可以用活人败毒散（也称人参败毒散）对症治疗。

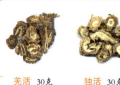 **人参败毒散方**

羌活 30克	独活 30克	茯苓 30克	川芎 30克	枳壳 30克
解表祛寒	淡渗利湿	利水渗湿	祛风止痛	理气宽中

短少。现用于急性胃肠炎、痢疾及泌尿系感染而属湿热下注者。

杂感：痢疾多发于夏秋之季，故以暑湿为主，但人处炎热之中，喜食凉露宿，故又易感受风寒，如此称之为"暑湿风寒杂感"。

里证复急：里证也比较急重，与前句合在一起说明表里同时受邪而病。

功效：散寒除湿，益气解表。

主治：痢疾初期，患者产生明显的恶寒发热交作的表证，和比较严重的腹部不

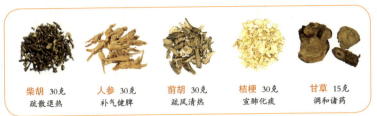

柴胡 30克	人参 30克	前胡 30克	桔梗 30克	甘草 15克
疏散退热	补气健脾	疏风清热	宣肺化痰	调和诸药

上药一起研为细末，每次用6克，加水1杯、生姜3片，煎煮到7成左右，一次服下。

💫 **滞下已成，腹胀痛，加减芩芍汤主之。此滞下初成之实证，一以疏利肠间湿热为主。**

滞下已成：痢疾病症明显。

【白话译文】

痢疾已形成，大便出现脓血，里急后重，腹部有胀痛感的，治疗时用加减芩芍汤。这一条所说的是痢疾初起的实证，治疗必须以疏利肠胃间的湿热作为重中之重。

 加减芩芍汤方

功效：清热燥湿，行气化滞。

主治：滞下已成，症见腹胀痛、大便脓血、里急后重。

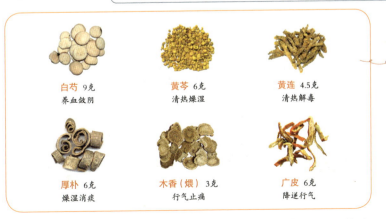

白芍 9克	黄芩 6克	黄连 4.5克
养血敛阴	清热燥湿	清热解毒
厚朴 6克	木香（煨）3克	广皮 6克
燥湿消痰	行气止痛	降逆行气

上药用水8杯，煎煮成3杯，分三次趁热服。服药期间忌食油腻、生冷的食物。

（右上角）舒服及大便里急后重的里证。现用于小儿支气管哮喘、婴幼儿腹泻、新型冠状病毒肺炎等。

🌀 **滞下，湿热内蕴，中焦痞结，神识昏乱，泻心汤主之。**

【白话译文】

因湿热内蕴而产生的痢疾病症，中焦气机不通，出现脘腹痞满结痛，且有神志昏乱的症状，治疗时可以采用泻心汤（见120页）。

🌀 **滞下红白，舌色灰黄，渴不多饮，小溲不利，滑石藿香汤主之。**

【白话译文】

痢疾有便下赤白脓血、舌苔颜色为灰黄色、口渴但喝水不多、小便不利等症状，治疗时可用滑石藿香汤。

 滑石藿香汤方

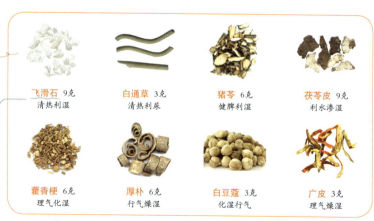

飞滑石 9克　清热利湿
白通草 3克　清热利尿
猪苓 6克　健脾利湿
茯苓皮 9克　利水渗湿

藿香梗 6克　理气化湿
厚朴 6克　行气燥湿
白豆蔻 3克　化湿行气
广皮 3克　理气燥湿

上药用水5杯，煎煮成2杯，分两次服。

🌀 **湿温下利，脱肛，五苓散加寒水石主之。此急开支河，俾（bǐ）湿去而利自止。**

急开支河：以另开沟渠疏通河道，比喻利小便，使湿邪从小便而走，从而达到止利的目的。

【白话译文】

因湿热下注而导致腹泻，严重的还可造成脱肛，治疗时可用五苓散加寒水石（即93页的五苓散中加9克寒水石）。这是通过利小便而祛除湿邪，湿祛则泄泻自然得止的治疗方法。

🌀 **久痢阳明不阖（hé），人参石脂汤主之。**

阳明不阖：太阳主开，少阳主枢，阳明主阖。今不阖者，失去其正常功能之意。

【白话译文】

久痢出现阳明胃虚，肠腑无法闭合的，在治疗方面可以用人参石脂汤。

 人参石脂汤方

功效：扶正固脱。

主治：久痢，脾胃虚弱，泻痢不止。

人参 9克	赤石脂（细末）9克	炮姜 6克	白粳米（炒）9克
补气健脾	涩肠止泻	温中散寒	补中益气

上药（赤石脂细末除外）用水5杯，先煎煮人参、白米、炮姜，待药液浓缩成2杯，再调入赤石脂细末和匀，分两次服。

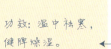

自利腹满，小便清长，脉濡而小，病在太阴。法当温脏，勿事通腑，加减附子理中汤主之。

小便清长：小便通畅、量多、色白，说明里无热象。

通腑：这里指通肠腑积滞。

【白话译文】

泄泻，腹部有胀满的感觉，小便清长，脉濡而小，这是寒湿困于足太阴脾经，在治疗方面应温运脾脏，而禁用通肠腑积滞的治疗方法，可用加减附子理中汤治疗。

 加减附子理中汤方

功效：温中祛寒，健脾燥湿。

主治：脾阳不振，寒湿中阻，症见泄泻、腹部胀满、小便清长、脉濡而小。现用于乳腺增生、慢性胃炎、慢性荨麻疹等。

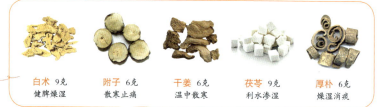

白术 9克 健脾燥湿　　附子 6克 散寒止痛　　干姜 6克 温中散寒　　茯苓 9克 利水渗湿　　厚朴 6克 燥湿消痰

上药用水5杯，煎煮成2杯，分两次趁热服。

自利不渴者，属太阴，甚则哕（俗名呃忒），冲气逆，急救土败，附子粳米汤主之。

自利不渴者，属太阴：语出《伤寒论》："以其脏有寒故也，当温之，宜服四逆辈。"不渴者为无内热之证。

土败：脾阳衰败。

【白话译文】

大便泄泻而不觉得口渴的，是足太阴脾经的病症。病情严重的，可因气机上逆而出现哕（人们常常称其为"呃逆"），这属脾阳衰败的表现，必须急予救治，此时可用附子粳米汤治疗。

附子粳米汤方

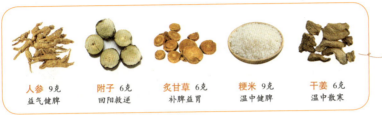

人参 9克　益气健脾　　**附子** 6克　回阳救逆　　**炙甘草** 6克　补脾益胃　　**粳米** 9克　温中健脾　　**干姜** 6克　温中散寒

上药用水5杯，煎煮成2杯，药渣加水再煎煮1杯，分三次趁热服。

> 疟邪热气，内陷变痢，久延时日，脾胃气衰，面浮腹膨，里急肛坠，中虚伏邪，加减小柴胡汤主之。

功效： 胜寒气，和内外。

主治： 改善腹中有寒气、肚子咕咕叫且疼痛剧烈、胸胁胀满不舒服、呕吐等症状。现用于治疗产后腹痛、卵巢癌恶性腹腔积液。

疟邪热气： 疟疾的湿热邪气。

中虚伏邪： 指疟疾日久，疟邪内陷中焦，导致脾胃虚弱，形成虚实夹杂证。

【白话译文】

疟疾病，因邪热内陷肠胃而引发痢疾，病情久拖不痊愈，致使脾胃虚弱，出现面部水肿、腹部膨胀、里急后重、肛门下坠等症状，这表明中气已虚而病邪内伏，在治疗上可用加减小柴胡汤。

✏ 读书笔记

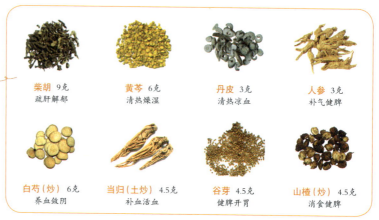

加减小柴胡汤方

功效：扶正驱邪。

柴胡 9克
疏肝解郁

黄芩 6克
清热燥湿

丹皮 3克
清热凉血

人参 3克
补气健脾

白芍（炒） 6克
养血敛阴

当归（土炒） 4.5克
补血活血

谷芽 4.5克
健脾开胃

山楂（炒） 4.5克
消食健脾

上药用水8杯，煎煮成3杯，分三次趁热服。

主治：疟邪热气内陷变痢疾，脾胃气衰，面部水肿，腹部膨胀，里急后重，肛门下坠。现用于治疗过敏性鼻炎、胆汁反流性胃炎等。

 春温内陷下痢，最易厥脱，加减黄连阿胶汤主之。

春温：是春季发生的急性热病之一，以发病突然，病情严重，传遍快，初起即见里热和伤阴证候。

【白话译文】

春温病，病邪内陷而出现痢疾病症，极易导致厥脱的发生，此时可用加减黄连阿胶汤治疗。

厥脱：指元气耗竭、阴阳离决之危症。临床以面色苍白、四肢厥冷、大汗淋漓、表情淡漠或烦躁不安、脉细弱、血压急剧下降为主要特征。

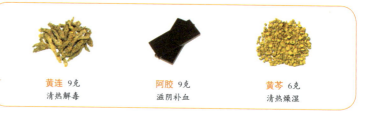

加减黄连阿胶汤方

功效：清热救阴。

黄连 9克
清热解毒

阿胶 9克
滋阴补血

黄芩 6克
清热燥湿

主治：春温内陷下痢，热多湿少，阴液受伤。现用于治疗焦虑症、失眠。

炒生地黄 12克
滋阴凉血

生白芍 15克
养血敛阴

炙甘草 4.5克
调和药性

上药用水 8 杯，煎煮成 3 杯，分三次趁热服。

气虚下陷，门户不藏，加减补中益气汤主之。此邪少虚多，偏于气分之证，故以升补为主。

门户不藏：指泻利过甚，肛门失去正常的约束控制功能，表现为下痢、滑脱等。

气分：指属于气虚的病症。

【白话译文】

气虚无法固摄而下陷，门户失于闭藏而致使泄泻不止的，可用加减补中益气汤。本条病症属于病邪比较轻，而正气损伤比较严重，病位偏于气分，因此在治疗方面应该以升举补益为主。

 加减补中益气汤方

功效：补气升阳。

主治：气虚下陷，肛门失去正常的约束，下痢不止。现用于治疗心力衰竭、尿失禁等。

黄芪 6克
补中益气

人参 6克
补气健脾

炙甘草 3克
补脾和胃

白芍（炒） 9克
敛阴缓急

广皮 3克
行气健脾

归身 6克
补血活血

升麻 0.9克
升举阳气

防风 1.5克
祛风解表

上药用水 8 杯，煎煮成 3 杯，分三次趁热服。

内虚下陷：概括
本条之病机。由
于正气虚，湿热
入里，从上焦而
中焦，最后影响
到下焦。

脉左小而右大：
左手脉主心、肝、
肾，右手脉主肺、
脾、命门。所以
右脉大表示邪从
中、上焦而来；
左脉小，表示下
焦受邪。

功效：清热解毒，
凉血止痢。

主治：痢疾，内
虚下陷，腹痛，
里急后重，便脓
血，脉左小右大。
现用于治疗细菌
性痢疾、溃疡性
结肠炎、慢性直
肠炎等。

燥：指温热燥邪，
最容易伤阴。

内虚下陷，热利下重，腹痛，脉左小右大，加味白头翁汤主之。

【白话译文】

正气虚，湿热陷入下焦，出现邪热下利，里急后重，腹部疼痛，脉象左手小而右手大等症状的，可用加味白头翁汤。

 加味白头翁汤方

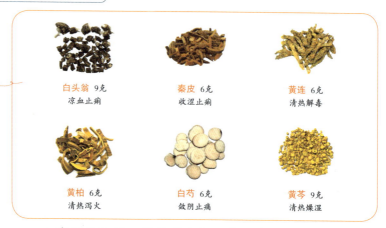

白头翁 9克
凉血止痢

秦皮 6克
收湿止痢

黄连 6克
清热解毒

黄柏 6克
清热泻火

白芍 6克
敛阴止痛

黄芩 9克
清热燥湿

上药用水8杯，煎煮成3杯，分三次服。

秋燥

燥伤胃阴，五汁饮主之，玉竹麦门冬汤亦主之。

【白话译文】

燥邪灼伤胃中阴液，可用五汁饮进行治疗，也可用玉竹麦门冬汤进行治疗。

玉竹麦门冬汤方

功效：养阴润燥，益胃生津。

主治：燥伤胃阴，表现为口苦、口干、舌红少胎、脉细数等症状。

玉竹 9克	麦冬 9克	沙参 6克	生甘草 3克
养阴润燥	益胃生津	养阴益胃	补脾益气

上药用水5杯，煎煮成2杯，分两次服。脾土虚弱者，可加生扁豆以健脾；气虚者，加人参以补气。

🌀 **胃液干燥，外感已净者，牛乳饮主之。此以津血填津血法也。**

胃液干燥：燥热病邪侵犯人体，最易损伤人体津液，在后期造成肺胃津液不足。

【白话译文】

秋燥热灼伤胃中津液表现胃阴不足，外邪已经祛除的，可以用牛乳饮进行治疗。这是用津血来填补津血的治疗方法。（牛乳饮方：牛乳1杯，隔水加热，一次服下，病重的1日服两次）

🌀 **燥证气血两燔（fán）者，玉女煎主之。**

玉女煎：这里不是指张仲景的"玉女煎"，而是指上焦所论述过的"玉女煎去牛膝熟地加细生地玄参方"。

【白话译文】

秋燥证出现气血两燔的，可以用玉女煎（见11页）进行对症治疗。

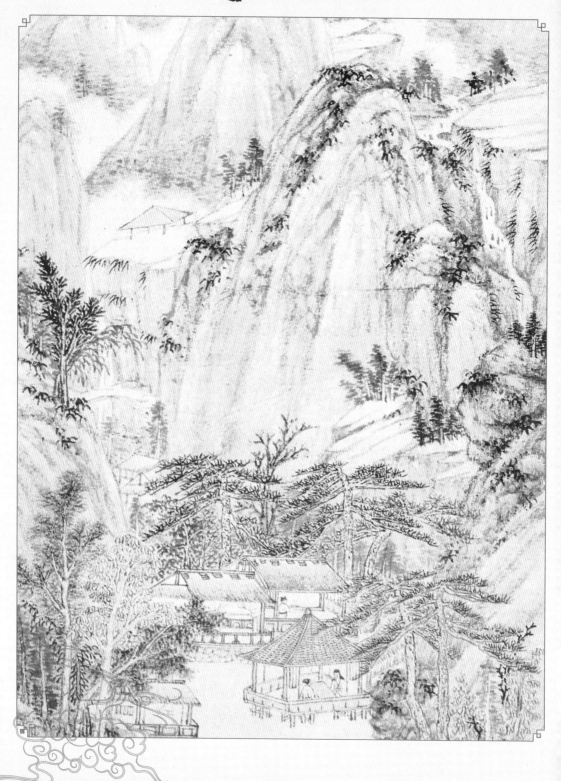

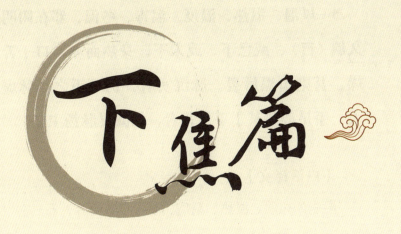

下焦篇

名家带你读

　　本章论述了各种下焦病症。下焦病症是指温热病邪深入下焦，劫夺肝肾之阴的证候。下焦证常见病症有肾阴虚损证、虚风内动证、脾肾阳虚证。温热性质的温病传入下焦多伤及肝肾之阴，而湿热性质的温病除影响肝肾外还可累及膀胱及大肠的功能。下焦病属温病的后期阶段，一般属邪少虚多，病情虽然得到了缓解，但阴精大衰，因此病情仍然较重。如果阴液耗尽，阳气失去依附，就会由于阴竭阳衰而死亡。

风温、温热、温疫、温毒、冬温

风温、温热、温疫、温毒、冬温，邪在阳明久羁（jī），或已下，或未下，身热面赤，口干舌燥，甚则齿黑唇裂。脉沉实者，仍可下之；脉虚大，手足心热甚于手足背者，加减复脉汤主之。

羁：留滞、停留。

手足心热甚于手足背：是因病邪伤阴，阳气亢盛所出现的症状。

【白话译文】

温病如风温、温热、温疫、温毒和冬温等，邪热在中焦阳明气分阶段长期停留没有解除，不管已使用下法或者还没有使用下法，实际表现为身热不退、面部红赤、口干、舌体干燥少津，甚至患者还会出现牙齿呈现焦黑色、口唇干裂的症状。脉象沉实有力的患者，治疗时依然可以运用攻下法；脉象表现虚大无力的患者，手脚心部位的热度比手脚背高，那么治疗时应用加减复脉汤。

 ## 加减复脉汤方

功效：滋阴养血，生津润燥。

主治：温热病后期，阴液亏虚，手足心热，口燥咽干，脉虚大。现用于治疗期前收缩、病毒性心肌炎、心率失常等病。

炙甘草 18克
益气补脾

干地黄 18克
滋阴清热

生白芍 18克
养血敛阴

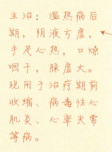

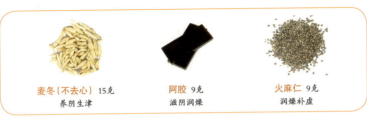

麦冬〔不去心〕15克
养阴生津

阿胶 9克
滋阴润燥

火麻仁 9克
润燥补虚

用水 800 毫升，煮取 400 毫升，分三次服。

❧　温病误表，津液被劫，<u>心中震震</u>，舌强神昏，宜复脉法复其津液，舌上津回则生。汗自出，<u>中无所主</u>者，救逆汤主之。

心中震震：心脏搏动急速，心悸不安。

中无所主：心中感到空虚，心跳慌乱无法自主。

【白话译文】

对于温病，如果误用了辛温之剂发汗解表，津液耗损严重，就会出现心悸不宁、舌体强硬、神志昏迷等症状，这种情况下，宜用加减复脉汤对其阴液进行恢复。服药后若患者的舌面由干燥转为润泽，表明阴液已经有所恢复，预后良好。如果患者还在不停地出汗，心中空虚而慌乱无主的，则应再使用救逆汤治疗。

救逆汤方

功效：滋阴潜阳，复脉救逆。

主治：温病误用发散药，津液被劫，心悸不宁，舌强神昏，汗出，心中空虚而慌乱无主。

炙甘草 18克
益气补脾

干地黄 18克
滋阴清热

生白芍 18克
养血敛阴

麦冬〔不去心〕15克
养阴生津

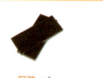
阿胶 9克
滋阴润燥

生龙骨 12克
潜阳安神

生牡蛎 24克
滋阴潜阳

以水 800 毫升，煎取 640 毫升，分三次服。

🌀 **温病耳聋，病系少阴，与柴胡汤者必死，六七日以后，宜复脉辈复其精。**

病系少阴：病属少阴肾精亏损。

【白话译文】

温病出现耳聋的病症，属少阴肾精亏损，如果用小柴胡汤治疗，必将使病情进一步恶化。温病发病超过了六七天之后，宜用加减复脉汤（见144页）之类的方剂进行对症治疗，主要是为了对其阴精进行恢复。

🌀 **劳倦内伤，复感温病，六七日以外不解者，宜复脉法。**

劳倦内伤：劳倦过度，损伤人体内在精气。

此两感治法也。甘能益气，凡甘皆补，故宜复脉。服二三帖后，身不热而倦甚，仍加人参。

身不热而倦甚：发热退了，但身体疲倦加重了，这是正气还没有恢复的表现，所以要加入大补元气的人参。

【白话译文】

因过度劳累而使精气内伤，若再感受温邪发为温病，生病六七日之后病情依然得不到缓解的，应用加减复脉汤治疗。

这是疏散外邪以治表，补益阴血以治里的疗法。由于甘味药物可以起到益气养阴的作用，因此治疗本证宜用加减复脉汤类方药。如果在服用了两三剂药之后，热虽然退了，但神疲体倦的症状加重了，那么就应该添加人参。

🌀 温病已汗而不得汗，已下而热不退，六七日以外，脉尚躁盛者，重与复脉汤。

脉尚躁盛：说明邪气没有得到抑制，正气也还能够与邪气抗争。

【白话译文】

温病如果已用了发汗法却无汗，已用攻下法却身热不退，发病超过了六七日，脉象仍表现为躁急有力的，则应加重加减复脉汤剂量来进行治疗。

🌀 温病误用升散，脉结、代，甚则脉两至者，重与复脉，虽有他证，后治之。此留人治病法也。即仲景里急，急当救里之义。

脉结、代：指结脉和代脉。结脉是指脉来迟缓而呈不规则间歇，多由邪气阻滞脉络所致。代脉是指脉来缓弱而有规则的间歇，多为脏气虚衰所致。

【白话译文】

温热病因错用了辛温发散方药而出现结脉或代脉，甚至一呼一吸间脉只会搏动两次的症状，此时必须加重加减复脉汤的剂量进行治疗，即使出现了其他病症，也应在阴液恢复后再行治疗。这是一种保留人体正气为先的治疗方法，也就是张仲景所说里虚为急时，治疗必须以救治里虚为主的医学道理。

神倦欲眠：说明下焦肾阴精已经损伤不能上济，出现疲倦而昏昏欲睡的症状。

汗下后，口燥咽干，神倦欲眠，舌赤苔老，与复脉汤。

【白话译文】

温病在通过用发汗、攻下法治疗后，口燥咽干，没有津液，精神看起来十分疲倦，一副昏昏欲睡的样子，舌质红赤，舌色焦老干燥，此时应用加减复脉汤。

复脉：这里指复脉汤，说明复脉汤是治疗下焦热邪损耗阴液的方剂。

热邪深入，或在少阴，或在厥阴，均宜复脉。

【白话译文】

温病邪热深入于内，或对足少阴肾经造成侵犯，或对足厥阴肝经造成侵犯，都应用加减复脉汤治疗。

大便溏甚：大便泄泻程度较为严重。

下后大便溏甚，周十二时三四行，脉仍数者，未可与复脉汤，一甲煎主之。服一二日，大便不溏者，可与一甲复脉汤。

【白话译文】

温病在使用攻下法进行治疗之后，大便泄泻程度比较严重，一昼夜泻三四次，但脉象仍数的，应禁用复脉汤进行治疗，而用一甲煎进行治疗。而在服药一两日后大便不再溏泻的，再用一甲复脉汤。

一甲煎：取60克生牡蛎碾细，用水1600毫升，煮取600毫升，分三次温服。

 ## 一甲复脉汤方

功效：护阴存津。

主治：治下焦温病，热邪伤阴，症见面赤身热、手足心热、神疲乏力、脉虚大。现可用于甲状腺功能亢进致心悸不宁、夜不能寐者。

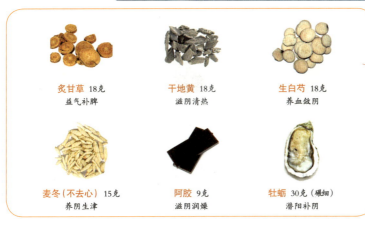

炙甘草 18克	干地黄 18克	生白芍 18克
益气补脾	滋阴清热	养血敛阴
麦冬（不去心）15克	阿胶 9克	牡蛎 30克（碾细）
养阴生津	滋阴润燥	潜阳补阴

上药用水 800 毫升，煮取 300 毫升，分两次服。

下焦温病，但大便溏者，即与一甲复脉汤。

即与：给予。

【白话译文】

下焦温病，只要表现为大便稀溏的，就可以用一甲复脉汤治疗。

少阴温病：本证阴虚火炽导致心肾不交，为少阴心与少阴肾并病，故称"少阴温病"。

少阴温病，真阴欲竭，壮火复炽，心中烦，不得卧者，黄连阿胶汤主之。

壮火：指的是一种亢奋的病理之火，实热、邪火。

【白话译文】

温病邪热传入下焦足少阴肾经，真阴耗损不能上济心火，而致心火亢盛，具体症状是心烦不宁、无法入眠的患者，用黄连阿胶汤治疗。

 黄连阿胶汤方

功效：养阴泻火，益肾宁心。

主治：少阴病，得之二三日以上，症见心中烦、不得卧。现用于治疗失眠、心力衰竭。

黄连 12克	黄芩 3克	阿胶 9克	白芍 3克	鸡子黄 2枚
清热泻火	清热燥湿	滋阴养血	敛阴止汗	养血安神

鸡子黄：鸡蛋黄。

上五味，用水1200毫升，先煎黄连、黄芩、白芍，取600毫升，去渣，入阿胶完全冲化，稍冷，入鸡子黄，搅匀，每次温服200毫升，一日三服。

夜热早凉，热退无汗，热自阴来者，青蒿鳖甲汤主之。

夜热早凉：温病发热特点之一，常见于温病后期余热留于阴分。日属阳，夜属阴，所以晚上发热，早上阳气抗邪，热退身凉。

【白话译文】

温病后期出现晚上发热，清晨热退身凉，热退时没有出汗的症状，这是邪热深伏阴分的表现，应该用青蒿鳖甲汤治疗。

青蒿鳖甲汤方

青蒿 6克　　**鳖甲** 15克　　**细生地** 12克　　**知母** 6克　　**牡丹皮** 9克
清热除蒸　　滋阴清热　　滋阴补肾　　滋阴泻火　　清热凉血

用水 1000 毫升，煮取 400 毫升，分两次服。

> 功效：养阴透热。

> 主治：温病后期，热邪深伏阴分，症见夜热早凉、热退无汗、舌红少苔、脉细数。现用于治疗心脏病急性发作。

❧ **热邪深入下焦，脉沉数，舌干齿黑，手指但觉蠕动，急防痉厥，二甲复脉汤主之。**

> 痉厥：痉，指肢体拘挛强直或手足抽搐，多为肝风内动引起。发痉时常伴有四肢厥冷。所以称为痉厥。

【白话译文】

热邪深入下焦，脉象沉数，舌体干燥，牙齿焦黑，手指微微地抽动，亟须提防痉厥出现，此时应用二甲复脉汤治疗。

> 二甲复脉汤：在加减复脉汤（见144页）中，加15克生牡蛎、24克生鳖甲。

❧ **下焦温病，热深厥甚，脉细促，心中憺（dàn）憺大动，甚则心中痛者，三甲复脉汤主之。**

> 心中憺憺大动：严重的心悸。憺，是畏惧的意思，形容心中空虚而有震动的感觉。

【白话译文】

温病热邪传入下焦肝肾，因邪热深入，从而导致四肢厥冷十分严重，脉象细小而短促，心脏搏动剧烈，甚至心胸疼痛，应用三甲复脉汤。

> 三甲复脉汤：在二甲复脉汤中，加30克生龟板。

既厥且哕（**别名呃忒**），脉细而劲，小定风珠主之。

【白话译文】

下焦温病不仅有手足发痉厥冷的症状，还有呃逆频频（常被称为"打呃忒"）的症状，脉象细而弦劲有力的，应用小定风珠进行对症治疗。

小定风珠方

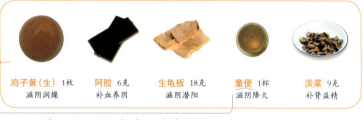

鸡子黄(生) 1枚　滋阴润燥
阿胶 6克　补血养阴
生龟板 18克　滋阴潜阳
童便 1杯　滋阴降火
淡菜 9克　补肾益精

上药用水 1000 毫升，先煮龟板、淡菜，得 400 毫升，去渣，入阿胶，上火融化，再入鸡子黄搅匀，冲入童便，顿服之。

🌀 热邪久羁，吸烁真阴，或因误表，或因妄攻，神倦瘛疭（chì zòng），脉气虚弱，舌绛苔少，时时欲脱者，大定风珠主之。

【白话译文】

热邪长时间地滞留于下焦，消灼真阴，或由于误用了辛温解表药，或由于乱用了苦寒攻下药，从而导致下焦肝肾阴伤，出现精神倦怠，手足抽搐，脉象虚弱，舌绛少苔，随时可以发生虚脱症状的，用大定风珠进行对症治疗。

大定风珠方

功效：滋阴养液，柔肝熄风。

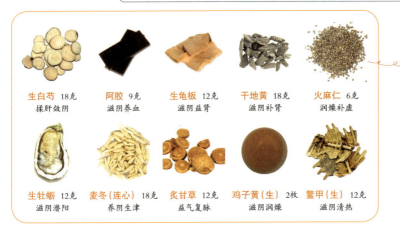

| 生白芍 18克 | 阿胶 9克 | 生龟板 12克 | 干地黄 18克 | 火麻仁 6克 |
| 揉肝敛阴 | 滋阴养血 | 滋阴益肾 | 滋阴补肾 | 润燥补虚 |

| 生牡蛎 12克 | 麦冬(连心) 18克 | 炙甘草 12克 | 鸡子黄(生) 2枚 | 鳖甲(生) 12克 |
| 滋阴潜阳 | 养阴生津 | 益气复脉 | 滋阴润燥 | 滋阴清热 |

主治：下焦温病，热邪久留，消灼肾阴，神倦抽搐，脉气虚弱，舌绛苔少，随时发生虚脱。现用于治疗帕金森氏病、系统性红斑狼疮等。

上药用水 1600 毫升，煮取 600 毫升，去渣，再入鸡子黄，搅均匀，分三次服。

壮火尚盛者，不得用定风珠、复脉。邪少虚多者，不得用黄连阿胶汤。阴虚欲痉者，不得用青蒿鳖甲汤。

尚：依然的意思。

阴虚欲痉者，不得用青蒿鳖甲汤：阴液亏虚，将要发生风动的不要用青蒿鳖甲汤，因为此方偏于搜邪通络，用了会伤阴更重。

【白话译文】

下焦温病邪热炽盛的患者，治疗时应禁用大小定风珠、加减复脉汤。邪火轻微阴虚较重的患者，治疗时应禁用黄连阿胶汤。阴虚，有发生痉厥征兆的治疗时不可用青蒿鳖甲汤。

痉厥神昏，舌短，
烦躁：这是手厥
阴心包经的证候
特点。

临证细参：临床
辨证需据证详审。

🌀 **痉厥神昏，舌短，烦躁，手少阴证未罢者，先与牛黄紫雪辈，开窍搜邪；再与复脉汤存阴，三甲潜阳，临证细参，勿致倒乱。**

【白话译文】

温病如果出现抽搐、神志不清、舌体短缩、心情烦躁不安等症状，说明手少阴心经证候没有完全解除，治疗时应该先用安宫牛黄丸和紫雪丹之类的方药，以起到清心开窍和泄热达邪的作用。再用加减复脉汤以起到滋养阴液的作用，用三甲复脉汤潜阳，临床辨证时必须做到据证详审，千万不可以颠倒混乱。

肌肤甲错：肌肤
干燥粗糙，甚则
干燥如鳞甲。

战汗：是战栗而
后汗出的症状。

妄动：轻率行动，
胡乱行动。

🌀 **邪气久羁，肌肤甲错，或因下后邪欲溃，或因存阴得液蒸汗，正气已虚，不能即出，阴阳互争而战者，欲作战汗也，复脉汤热饮之。虚盛者，加人参。肌肉尚盛者，但令静，勿妄动也。**

【白话译文】

邪热好长时间滞留不解，致皮肤既粗糙又干燥就像鱼鳞的形状一样，这个时候或用攻下法使邪热溃散，或滋补阴液后蒸液为汗达邪外出，但是正气已出现亏虚，无法马上驱邪外出，而出现正邪交争恶寒战栗，将要出现战汗的症状，可用加减复脉汤趁热饮下以助正气。对于正气过虚者，应该在方剂中加入人参；对于形体壮实的，只需让其静卧休息，不可随意活动就可以了。

🔥 时欲漱口不欲咽，大便黑而易者，有瘀血也，犀角地黄汤主之。

【白话译文】

不时地想用水漱口但是又不愿意喝水，大便颜色呈现黑色而容易排泄的，属内有瘀血的表现，治疗应该用犀角地黄汤。

 ## 犀角地黄汤方

干地黄 30克 滋阴凉血	**生白芍** 9克 养血敛阴	**牡丹皮** 9克 清热凉血	**犀角（水牛角代）** 9克 清热解毒

上药用水5杯，煎煮成2杯，分两次服，用药渣再煮成一杯服。

🔥 少腹⟨坚满⟩，小便自利，夜热昼凉，大便闭，脉沉实者，⟨蓄血⟩也，桃仁承气汤主之，甚则抵当汤。

时欲漱口不欲咽：需要用水漱口，但却不想喝水。这是邪热在里消灼阴液所以口干想漱口，但邪在血分而不在气分所以不欲咽。

功效：清热解毒，凉血散瘀。

主治：热入血分证，症见身热谵语，舌深绛起刺，脉数，或吐血、衄血、便血、尿血等。现用于治疗过敏性紫癜、银屑病、痤疮。

坚满：坚硬胀满。

蓄血：指蓄血证，是外邪由表入里，热邪与血结于下焦，出现少腹结急、下血、神志如狂、发热等症状的病症。

【白话译文】

小腹坚硬胀满，小便通利，在夜间发热，白天热退身凉，大便闭结不通，脉象表现沉实有力，这是下焦蓄血的证候，对此，在治疗的时候适宜用桃仁承气汤，严重的则用抵当汤进行针对性的治疗。

 桃仁承气汤方

功效：逐瘀泻热。

主治：下焦蓄血证，症见少腹部坚硬胀满，入夜身体发热，白天热退身凉，大便秘结等。现用于血瘀经闭、痛经、脑外伤癫痫、胰岛素抵抗等。

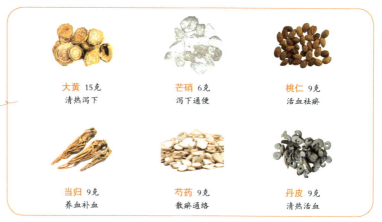

大黄 15克	芒硝 6克	桃仁 9克
清热泻下	泻下通便	活血祛瘀
当归 9克	芍药 9克	丹皮 9克
养血补血	散瘀通络	清热活血

上药用水8杯，煎煮成3杯，先服1杯，若大便得通，则停服余药，无反应则继续服。

功效：破血祛瘀。

 抵当汤方

主治：下焦蓄血所致的发狂、少腹硬满、喜忘、大便色黑易解、脉况结等。现用于治疗女性经闭、前列腺肥大、溃疡性结肠炎等。

大黄 15克　虻（méng）虫（炙干，为末）20枚　桃仁 15克　水蛭（炙干，为末）1.5克
清热泻下　　破血逐瘀　　　　　　　活血祛瘀　　逐瘀消癥

上药四味，以水 500 毫升，煮取 300 毫升，去渣温服 100 毫升，若大便得通，则停服余药，无反应则继续服。

温病脉，法当数，今反不数而濡小者，热撤里虚也。里虚下利稀水，或便脓血者，桃花汤主之。

法当数：按照常理说应该是数脉。

便脓血：下焦脾肾阳虚引起的便脓血，特点是脓血赤暗、不臭、白多赤少。

【白话译文】

温病的脉象，按道理应是数脉，现在反而成了濡而小的脉，表明其热邪尽管已经退去，但是下焦阳气也已经虚弱。出现脾肾阳虚下利稀水，或大便脓血的，治疗时用桃花汤。

桃花汤方

功效：温中涩肠，止痢。

主治：久痢不愈，便脓血，色黯不鲜，腹痛喜温喜按，舌质淡苔白，脉迟弱或微细。现用于治疗慢性腹泻、溃疡性结肠炎等。

赤石脂（一半整块煎煮，一半研为细末调服）30克
涩肠止痢

炮姜 15克
温中散寒

白粳米 18克
养胃和中

上药（赤石脂除外）以水 700 毫升，煮至米熟，去渣，取 150 毫升，放入 5 克赤石脂末，一日三次温服。如果服一次就痊愈了，就不用再服用了。

脉虚数：这是阴虚内热导致的脉象。

完谷不化：是中气弱，脾胃阳气不能腐熟水谷。

🌀 **温病七八日以后，脉虚数，舌绛苔少，下利日数十行，完谷不化，身虽热者，桃花粥主之。**

【白话译文】

温病在发病七八日后，脉象虚数，舌质红绛少苔，一日之内腹泻数十次，大便中夹杂着没有消化的食物残渣，尽管依然在发热，治疗时也应当用桃花粥。

 桃花粥方

功效：益气涩肠。

主治：温病七八日以后，脉虚数，舌绛苔少，一日腹泻数十次，完谷不化，身热。

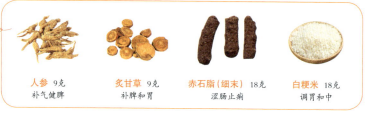

人参 9克	炙甘草 9克	赤石脂(细末) 18克	白粳米 18克
补气健脾	补脾和胃	涩肠止痢	调胃和中

用水2000毫升，先煮人参、甘草，得1000毫升，去渣，再入粳米，煮得600毫升，放入9克石脂末，顿服。下痢不止，再服200毫升，如上法；下痢止后停服。先因过用寒凉，脉不数，身不热者，加干姜9克。

🌀 **温病少阴下利，咽痛，胸满，心烦者，猪肤汤主之。**

咽痛，胸满，心烦：咽喉疼痛，胸中满闷，心烦不安。

【白话译文】

温病邪入下焦足少阴，出现腹泻、咽喉疼痛、胸中满闷、心情烦躁不安的，治疗时应当用猪肤汤。

猪肤汤方

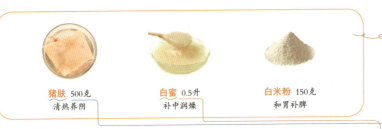

猪肤 500克
清热养阴

白蜜 0.5升
补中润燥

白米粉 150克
和胃补脾

猪肤加入水 5000 毫升，煎煮取 2500 毫升，去渣，加白蜜 500 毫升、白米粉 150 克，煎熬至有香味溢出，调和均匀。

❧ **温病少阴咽痛者，可与甘草汤。不差者，与桔梗汤。**

【白话译文】

对于温病邪入少阴肾经，咽喉疼痛的患者，治疗时可以用甘草汤；如果服药之后症状没有消失，可以换用桔梗汤治疗。

桔梗汤方

甘草 60克
清热缓急

桔梗 60克
宣肺利咽

以水 600 毫升，煮取 300 毫升，去渣。每次温服 150 毫升，一日两次。

功效：滋肾润肺，补脾止利。

主治：少阴病下利、咽痛、胸满、心烦。现用于治疗慢性咽炎。

猪肤：白色的猪皮。用活白的猪皮，尽量将里面的肥肉油脂刮净，使它薄如纸一样。

白蜜：白色的蜂蜜。

不差：服药之后症状没有消失。

甘草汤：取60克甘草，以水600毫升，煮取300毫升，去渣。每次温服150毫升，一日两次。

功效：宣肺利咽，清热解毒。

主治：风邪热毒客于少阴，上攻咽喉，咽痛喉痹，风热郁肺，致成肺痈，咳嗽，咽干不渴久则吐脓。现用于治疗慢性阻塞性肺病、咳嗽、支气管扩张等。

温病入少阴，呕而咽中伤，生疮，不能语，声不出者，苦酒汤主之。

苦酒：就是米醋，有消肿散结，敛疮生肌的作用。

【白话译文】

温病邪入少阴，出现呕吐且咽喉损伤生疮，甚至无法说话，声音发不出者，在治疗方面应该用苦酒汤。

苦酒汤方

功效：燥湿化痰，活血祛瘀，消肿止痛。

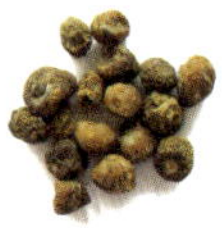

半夏（制） 6克
化痰利咽

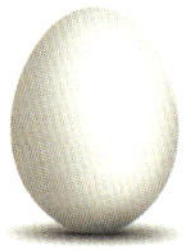

鸡子 1枚（去蛋黄，将30毫升米醋灌入鸡蛋壳内）
清热利咽

主治：痰湿结聚咽喉，呕吐，咽喉生疮。现用于治疗失音、咽喉炎、带状疱疹等。

鸡子：即鸡蛋。

上药备好，将半夏放入醋中，然后将鸡蛋壳放在刀柄后的圆环中，置于炉火上，煮沸三次，去掉药渣，取少量药汁含入口内缓缓咽下。如果用药后不愈，可再制作3剂服用。

妇女温病，经水适来，脉数，耳聋，干呕烦渴，辛凉退热，兼清血分，甚至十数日不解，邪陷发痉者，竹叶玉女煎主之。

经水适来：月经正好来潮。

发痉：指发生抽搐痉挛。热邪在气分，燔灼人体筋脉或者热邪在血分，阴血损伤筋脉失养都可以出现发痉，所以应该用表里两清的方法来治疗。

【白话译文】

妇女在患温病期间，若恰逢月经来潮，出现脉数、耳聋、干呕、心情烦躁、口渴，治疗时应该采用辛凉退热兼清血分热邪的方法。若病情严重，十多天仍无法缓解，以致邪热内陷而发生抽搐痉挛的，治疗时当用竹叶玉女煎。

竹叶玉女煎方

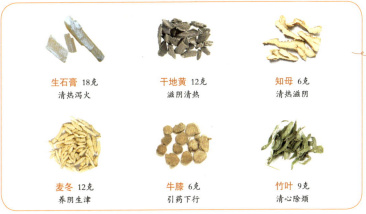

生石膏 18克
清热泻火

干地黄 12克
滋阴清热

知母 6克
清热滋阴

麦冬 12克
养阴生津

牛膝 6克
引药下行

竹叶 9克
清心除烦

功效：两清表里之热。

主治：妇女温病，经水来潮，耳聋，干呕，烦燥，口渴，脉数，邪陷发痉。

上药用水1600毫升，先煮石膏、地黄，得1000毫升；再入其它四味，煮成400毫升。先服200毫升，12小时后再服。服药后病情缓解，即停服余下汤药，若病仍不解，继续再服。

🌀 **热入血室，医与两清气血，邪去其半，脉数，余邪不解者，护阳和阴汤主之。**

血室：指"子宫"，也叫"胞宫"。

余邪不解：指还有余热没有清除，但此时患者已经气阴两伤，不能再用寒凉的药物，宜用益气养阴的护阳和阴汤治疗。

【白话译文】

妇女月经期，温病邪热深入血室，医生给患者施以气血两清治疗方法之后，邪热已经祛除了一多半，脉数，余邪还没有全部解除的，治疗时应用护阳和阴汤。

护阳和阴汤方

功效：益气补脾，
滋阴清热。

主治：温病热入
血室，治疗后还
有余热，脉数。

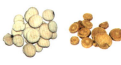

白芍 15克　　炙甘草 6克　　人参 6克　　麦冬(炒，连心) 6克　　干地黄(炒) 9克
敛阴养血　　补脾益气　　大补元气　　养阴益胃　　滋阴清热

上药用水5杯，煮取2杯，分两次温服。

暮微寒热：傍晚
轻微恶寒发热者。
这是营卫不和的
表现，而不是邪
实与正气相争。

🌀 **热入血室，邪去八九，右脉虚数，暮微寒热者，加减复脉汤仍用参主之。**

加减复脉汤：即
在加减复脉汤
(见144页)中，
再加人参9克。
用水800毫升，
煮取400毫升，
分三次服。

【白话译文】

　　妇女温病热入血室，邪热已经有十分之八九祛除了，患者右手脉象虚数，傍晚时分轻微地恶寒发热，对此，应用加减复脉汤加人参进行对症治疗。

舌痿：此处为瘀
热互结上扰心脉
引起的，而舌为
心之苗，偏于实
证，所以表现为
舌体活动不灵。

🌀 **热病经水适至，十余日不解，舌痿饮冷，心烦热，神气忽清忽乱，脉右长左沉，瘀热在里也，加减桃仁承气汤主之。**

瘀热在里：指热
邪瘀结在里与血
相搏，形成了蓄
血证，治疗应该
驱逐血分瘀热。

【白话译文】

　　妇女患了温热病，月经也正好来潮，病邪十多天无法解除，具体症状有舌体活动不灵活，喜欢喝凉水，心中烦热，神志有时清醒有时错乱，脉象右手长而左手沉，其实这属瘀热在里，应该给患者服用加减桃仁承气汤。

温病愈后，嗽稀痰而不咳，彻夜不寐者，半夏汤主之。

愈：痊愈。

不寐：指失眠。温温病伤及人体阳气，或素体阳虚，导致寒湿痰饮内停，胃气不和，阳气不能下交入阴，所以出现失眠。

【白话译文】

温病痊愈后，吐稀痰而不咳嗽，整夜无法入眠的，治疗时用半夏汤。

半夏汤方

功效：化痰和胃。

主治：痰饮内阻，胃气不和，晚上不能入睡。

半夏（制） 24克
燥湿化痰

秫（shú）米 60克
和胃化湿

秫米：高粱米，也可以用薏苡仁代替。

上二味，以流水 600 毫升，煮取 360 毫升，每次服 180 毫升，一日服用两次。

饮退则寐，舌滑，食不进者，半夏桂枝汤主之。

舌滑，食不进：指舌苔白滑，食欲缺乏。这是中焦阳气没有恢复，营卫失和导致的。

【白话译文】

痰饮消退后可以入眠，但是舌苔白滑，食欲缺乏的，可以用半夏桂枝汤。

半夏桂枝汤方

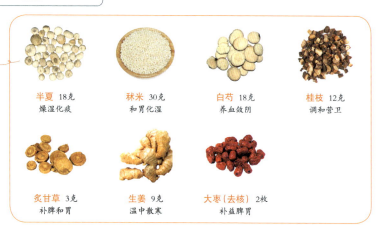

半夏 18克
燥湿化痰

秫米 30克
和胃化湿

白芍 18克
养血敛阴

桂枝 12克
调和营卫

炙甘草 3克
补脾和胃

生姜 9克
温中散寒

大枣(去核) 2枚
补益脾胃

上药用水8杯，煎煮成3杯，分三次温服。

功效：调和营卫，降逆化浊。

主治：痰饮消退后可以入眠，但是舌苔水白滑，无渴吃东西的。

❧ **温病解后，脉迟，身凉如水，冷汗自出者，桂枝汤主之。**

脉迟，身凉如水，冷汗自出：这是阳气虚弱、肢体失于温煦及固摄所导致的。宜温补阳气。

【白话译文】

温病邪热消退后，出现脉象迟缓、身体肌肤发凉、出冷汗的症状，治疗时宜用桂枝汤（见6页）。

❧ **温病愈后，面色萎黄，舌淡，不欲饮水，脉迟而弦，不食者，小建中汤主之。**

不欲饮水：是指阳气虚弱，津液未伤，所以出现不欲饮水的症状。

【白话译文】

温病痊愈后，患者出现面色萎黄，舌质淡白，不想喝水，脉象迟弦，不想吃东西，治疗时应用小建中汤。

小建中汤方

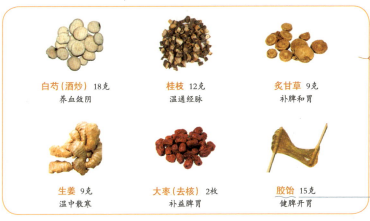

白芍(酒炒) 18克
养血敛阴

桂枝 12克
温通经脉

炙甘草 9克
补脾和胃

生姜 9克
温中散寒

大枣(去核) 2枚
补益脾胃

胶饴 15克
健脾开胃

功效：温中补虚，和里缓急。

主治：治中焦虚寒、肝脾不和证。症见腹中拘急疼痛，喜温喜按；舌淡苔白，脉细弦。现用于胃及十二指肠球部溃疡、慢性胃炎、便秘等疾病。

用水 700 毫升，煮取 300 毫升，去渣，加入饴糖，用微火融化，分两次温服。

🌀　温病愈后，或一月，至一年，面微赤，脉数，**暮热**，常思饮，不欲食者，五汁饮主之，牛乳饮亦主之。病后肌肤枯燥，小便溺管痛，或微**燥咳**，或不思食，皆胃阴虚也，与益胃、五汁辈。

胶饴：指饴糖，有健脾开胃、润肺、祛痰止咳、缓急解毒的功效。

暮热：傍晚的时候发热。

燥咳：属阴虚咳嗽，指干咳或少量黏痰，咳出不爽。

【白话译文】

温病痊愈以后一个月至一年的时间里，患者出现面部微微发红，脉象数，傍晚的时候发热，总是想喝水但是不愿意吃东西的，治疗时应采用五汁饮或牛乳饮（见 13 页）。温病后期，患者的皮肤干燥，小便的时候疼痛，或有轻微干咳，或不想吃东西，这均是胃阴虚引起的，应该服用益胃汤（见 65 页）、五汁饮（见 13 页）之类的方剂。

暑温、伏暑

🌀 **暑邪深入少阴消渴者，连梅汤主之。入厥阴麻痹者，连梅汤主之。心热，烦躁，神迷甚者，先与紫雪丹，再与连梅汤。**

【白话译文】

暑热病邪深入下焦少阴，产生口渴多饮，但是饮水却无法解渴的，治疗时应用连梅汤；暑热病邪进一步地深入厥阴，产生肢体麻痹无知觉的，治疗时应用连梅汤；心中灼热，烦躁不安，神志昏迷较严重的，应该先用紫雪丹，再用连梅汤。

连梅汤方

云连 6克
清热泻火

乌梅(去核) 9克
生津止渴

麦冬(连心) 9克
养阴生津

生地黄 9克
凉血生津

阿胶 6克
滋阴补血

用水 1000 毫升，煮取 400 毫升，分两次服。

🌀 **暑邪深入厥阴，舌灰，消渴，心下板实，呕恶吐蛔，寒热，下利血水，甚至声音不出，上下格拒者，椒梅汤主之。**

消渴：在这里指渴而多饮，饮不解渴的症状，而不是多食、多饮、多尿、体重减少的三多一少消渴病。

神迷甚者：指神志昏迷比较严重，是心窍已闭的表现，治疗的时候要先醒神开窍。

功效：清心泻火，滋肾养液。

主治：暑邪深入少阴，火灼阴伤，口渴多饮；暑邪深入厥阴，筋脉失养，手足麻痹。现用于治疗急性细菌性痢疾、2型糖尿病等疾病。

云连：黄连的一种。

舌灰，消渴：舌苔颜色发灰，消渴。这是暑热伤阴所导致的症状。

上下格拒：即邪

【白话译文】

　　暑热病邪进一步地深入厥阴经，舌苔颜色发灰，口渴引饮，即使喝了水也不解渴，心下痞满坚硬，伴随有恶心呕吐现象，有的时候还会口吐蛔虫，恶寒发热，下利血水，甚至有的患者音哑无法出声，上下阻格不通，治疗应用椒梅汤。

 椒梅汤方

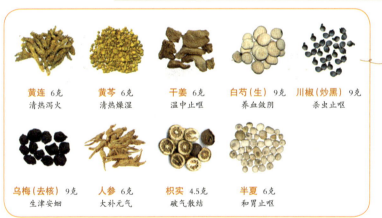

黄连 6克	黄芩 6克	干姜 6克	白芍（生）9克	川椒（炒黑）9克
清热泻火	清热燥湿	温中止呕	养血敛阴	杀虫止呕

乌梅（去核）9克	人参 6克	枳实 4.5克	半夏 6克
生津安蛔	大补元气	破气散结	和胃止呕

　　上药用水 1600 毫升，煮取 600 毫升，分三次服。

　　🌀 暑邪误治，<u>胃口</u>伤残，延及中下，<u>气塞填胸</u>，燥乱口渴，邪结内踞，<u>清浊交混</u>者，来复丹主之。

【白话译文】

　　暑温病因治疗失误而损伤了脾胃阳气，使邪气蔓延到

右侧批注：

气阻隔，上下不通畅，以致上逆呕恶，下利便血。

功效：驱蛔，祛暑。

主治：暑邪深入厥阴，症见舌灰，消渴，心下板实，呕恶吐蛔，寒热，下利血水，甚至声音不出，上下格拒。现用于治疗慢性溃疡性结肠炎、胆囊炎、胆石症等疾病。

胃口：泛指胃脘部，此处指胃气、脾胃阳气。

气塞填胸：气机闭塞，脘腹壅塞，呼吸不畅。

清浊交混：指清气不升，浊气不

中焦和下焦，出现胸部壅塞痞闷、心烦意乱、口渴的症状，这是邪气盘踞固结在里，脾胃升降功能紊乱造成的，治疗应用来复丹升清降浊。

 来复丹方

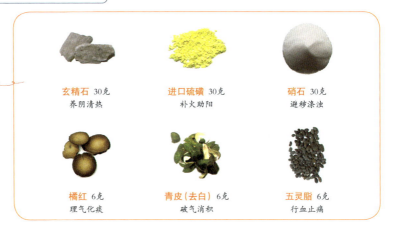

玄精石 30克	进口硫磺 30克	硝石 30克
养阴清热	补火助阳	避秽涤浊
橘红 6克	青皮（去白） 6克	五灵脂 6克
理气化痰	破气消积	行血止痛

每次服30粒，空腹时用粥送服下，严重的服用50粒。小儿3～5粒，新生婴儿1粒。小儿慢惊风或吐利不止，变成虚风搐搦者，用5粒研碎，米汤送服；老人伏暑迷闷，紫苏汤送服；妇人产后血逆，上抢闷绝，并且有恶露不止，及赤白带下，都用醋汤送服。

🌀 **暑邪久热，寝不安，食不甘，神识不清，阴液元气两伤者，三才汤主之。**

【白话译文】

感受暑邪而热久久无法消退，睡也睡不踏实，纳食没

左侧批注：

降，清浊相混。脾主升清，胃主降浊，脾胃升降失调可导致清浊不分。

功效：和济阴阳，理气止痛，祛痰开窍。

主治：温热伤了脾胃阴气。胸部壅塞痞闷，心烦意乱，口渴，脾胃升降失调；心肾不交。

食不甘，神识不清：是纳食索然无味，神情倦怠、恍惚。这是暑热之邪，耗伤气阴，出现心脾气阴不足的症状。

有味道，神情倦怠，这是因为阴液元气都遭到了损伤，治疗时应取用三才汤。

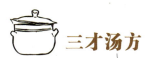

三才汤方

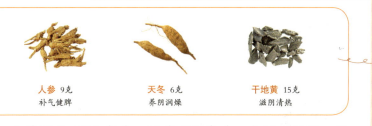

人参 9克
补气健脾

天冬 6克
养阴润燥

干地黄 15克
滋阴清热

功效：补气养阴生津。

主治：暑温日久，睡也睡不踏实，纳食没有味道，气阴两伤。

上药用水 1000 毫升，浓煎 400 毫升，分两次温服。欲复阴者，加麦冬、五味子；欲复阳者，加茯苓、炙甘草。

❧ **蓄血，热入血室，与温热同法。**

同法：这里指治疗方法相同，因为暑温的蓄血和热入血室的病机与其它温病一样，所以治疗方法也相同。

【白话译文】

暑温的蓄血证和热入血室证，其相应的治疗方法与前文的温热病的蓄血证和热入血室证是一样的。

❧ **伏暑、湿温，胁痛，或咳，或不咳，无寒，但潮热，或竟寒热如疟状，不可误认柴胡证，香附旋覆花汤主之。久不解者，间用控涎丹。**

胁痛：指伏暑、湿温都有湿邪，湿伤脾胃，导致痰饮停留，如果停留在肝络就会产生胁痛。

但潮热：只有午后潮热。

久不解：病情迁延日久不恢复的。

【白话译文】

伏暑和湿温病，出现胁肋疼痛，或咳嗽，或不咳嗽，不恶寒，只有午后潮热，或产生寒热往来的情况且类似于疟疾，临床不可将这种证候错以为是小柴胡汤证，治疗时应该用香附旋覆花汤；病情迁延好久得不到恢复的患者，可以采用控涎丹进行治疗。

香附旋覆花汤方

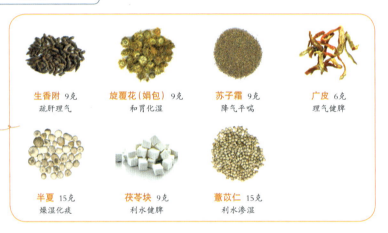

生香附 9克
疏肝理气

旋覆花（绢包） 9克
和胃化湿

苏子霜 9克
降气平喘

广皮 6克
理气健脾

半夏 15克
燥湿化痰

茯苓块 9克
利水健脾

薏苡仁 15克
利水渗湿

上药用水8杯，煎煮成3杯，分三次温服。

寒湿

湿之为物也，在天之阳时为雨露，阴时为霜雪，在山为泉，在川为水，包含于土中者为湿。其在人身也，上焦与肺合，中焦与脾合，其流于下焦也，与少阴癸水合。

【白话译文】

六气中的湿气，在天气晴暖的时候为雨露，在天气阴冷的时候为霜雪，在山中为水泉，在河流中为水，包含于泥土中为湿气。湿气犯人体的时候，在上焦是和肺相合的，在中焦是和脾相合的，治疗不当流入下焦，则与少阴肾相合。

湿久不治，伏足少阴，舌白，身痛，足跗（fū）浮肿，鹿附汤主之。

足跗浮肿：足背水肿。湿邪伤足少阴肾阳，肾阳虚不能蒸化水液，所以导致足背水肿。

【白话译文】

湿邪长期停留而未得到及时的治疗，邪伏于足少阴肾经，出现舌苔白腻、全身疼痛、足背水肿的症状，治疗时应该用鹿附汤。

鹿附汤方

功效：温补肾阳，淡渗利湿。

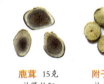

鹿茸 15克	附子 9克	草果 3克	菟丝子 9克	茯苓 15克
补肾壮阳	补火助阳	燥湿温中	补益肝肾	利水渗湿

主治：寒湿，湿久不治，邪伏于足少阴肾经。症见舌苔白腻、全身疼痛、足背水肿。

上面的药用水5杯，煮取2杯，一日两次，药滓再煮1杯服用。

湿久：湿邪久留。

湿久，脾阳消乏，肾阳亦惫者，安肾汤主之。

【白话译文】

湿邪长期停留，脾阳耗损，肾阳也衰弱疲惫的，治疗的时候应用安肾汤。

安肾汤方

功效：温肾助阳，燥湿健脾。

主治：湿邪久留，脾阳耗损，肾阳衰弱疲惫。现用于治疗原发性肾病综合征、糖尿病肾功能不全等疾病。

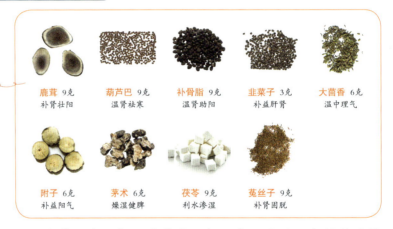

鹿茸 9克
补肾壮阳

葫芦巴 9克
温肾祛寒

补骨脂 9克
温肾助阳

韭菜子 3克
补益肝肾

大茴香 6克
温中理气

附子 6克
补益阳气

茅术 6克
燥湿健脾

茯苓 9克
利水渗湿

菟丝子 9克
补肾固脱

上药用水8杯，煎煮成3杯，分三次服，大便稀溏的加赤石脂。病久怕服汤药的，可用上药20剂制成丸药服用。

湿久伤阳，痿弱不振，肢体麻痹，痔疮下血，术附姜苓汤主之。

痔疮下血：指痔疮出血，本文指阳气虚，不能摄血而导致的，而不是湿热、热毒所引起的，不能用槐花、地榆类的药物治疗。

【白话译文】

湿邪长期停留，伤及人体阳气，出现精神萎靡、四肢痿软无力、肢体麻木，同时伴有痔疮出血，治疗的时候应该用术附姜苓汤。

术附姜苓汤方

生白术 15克
健脾燥湿

附子 9克
补火助阳

干姜 9克
温中散寒

茯苓 15克
利水渗湿

上药用水5杯，煎煮成2杯，一日分两次服。

先便后血，小肠寒湿，黄土汤主之。

【白话译文】

先大便而后出血，是由于小肠寒湿所导致的，应用黄土汤治疗。

黄土汤方

甘草 9克
补脾益气

干地黄 9克
清热滋阴

白术 9克
健脾燥湿

附子（炮） 9克
补火助阳

阿胶 9克
补血止血

黄芩 9克
清热燥湿

伏龙肝 24克
温中止血

上七味，用水1600毫升，煮取600毫升，分两次温服（药量和服药方法，完全抄录古方，没有增减，使用者可根据实际情况灵活掌握）。

功效：温阳除湿。

主治：湿久伤阳，出现精神萎靡，四肢痿软无力，肢体麻木，同时伴有痔疮出血。

先便后血：先大便而后出血，出血部位离肛门比较远，是脾胃虚寒，统摄无权造成的。

功效：温阳健脾，养血止血。

主治：脾虚阳衰，大便下血，及吐血、衄血、妇人血崩，舌淡苔白，脉沉细无力。现用于治疗消化道出血、月经过多、溃疡性结肠炎等疾病。

伏龙肝：为经多年用柴草熏烧而结成的灶心土。

秋湿内伏：秋季
感受湿邪，藏伏
在体内。

倚息不得卧：指
气喘很严重，只
能坐着，不能平
卧。这是外寒与
内饮相搏，肺气
不能肃降导致的。

 秋湿内伏，冬寒外加，脉紧无汗，恶寒身痛，喘咳稀痰，胸满，舌白滑，恶水不欲饮，甚则倚息不得卧，腹中微胀，小青龙汤主之；脉数，有汗，小青龙去麻、辛主之。大汗出者，倍桂枝，减干姜，加麻黄根。

【白话译文】

在秋天的时候感受湿邪伏藏于身体内部，到了冬天的时候又感受到寒邪的侵袭而发病，出现脉紧，没有汗，恶寒，身体疼痛，气喘，咳嗽吐稀痰，胸部满闷，舌苔白滑，不想喝水，甚至有的患者气喘严重，有只能坐着无法平卧，腹部轻微胀满等症状，这种情况下应该采用小青龙汤对症治疗；若脉象数而出汗，可以采用小青龙汤去麻黄、细辛进行对症治疗；若大汗淋漓，应在方剂中加倍使用桂枝，而干姜的用量要减少，然后再加入麻黄根。

功效：解表化饮，
止咳平喘。

主治：用于风寒
水饮，恶寒发热，
无汗，喘咳痰稀。
现用于慢性支气
管炎、支气管哮
喘、慢性阻塞性
肺病等疾病。

小青龙汤方

麻黄(去节) 9克
发汗散寒

甘草(炙) 9克
化痰止咳

桂枝(去皮) 15克
发汗解肌

芍药 9克
散瘀通络

五味子 6克
收敛固摄

干姜 9克
温中散寒

半夏 15克
燥湿化痰

细辛 6克
解表散寒

　　上面八味药，用水1000毫升，先煮麻黄去上沫，再入余下的药，煮取300毫升，去渣，分两次温服。如果有效，则暂缓服用余下药液；如果不见效，再继续服用。若口渴，去半夏，加栝蒌根9克；微利，去麻黄，加芫花（熬令赤色）5克；噎者，去麻黄，加附子（炮）1枚；若小便不利，少腹满者，去麻黄，加茯苓12克；若喘，去麻黄，加杏仁（去皮、尖）9克。

　　喘咳息促，吐稀涎，脉洪数，右大于左，喉哑，是为热饮，麻杏石甘汤主之。

【白话译文】

　　气喘咳嗽，呼吸短而急促，咳吐稀薄痰涎，脉象洪数，左手脉象小于右手的，声音嘶哑，此为热饮壅肺，治疗用麻杏石甘汤。

 麻杏石甘汤方

麻黄（去节） 9克
发汗散寒

甘草（炙） 6克
补脾化痰

杏仁（去皮、尖，碾细） 9克
止咳平喘

石膏（碾细） 9克
清热泻火

喘咳息促：气喘咳嗽，呼吸短促。

热饮：饮为阴邪，多与阴邪相合，如寒饮、水饮等。与热邪结合为热饮。

功效：辛凉宣泄，清肺平喘。

主治：外感风邪，身热不解，咳逆气急，鼻煽，口渴，舌苔薄白或黄，脉滑而数。现用于治疗支气管炎、肺炎、哮喘、流行性感冒等疾病。

上药用水8杯，先煎煮麻黄，耗去2杯时，去掉药沫，加入其他各药，煎煮成3杯，先服1杯，以嗓音宏亮为治愈标准。

支饮：病症名，《金匮》四饮之一。指痰饮停留于胸膈，以致呼吸困难，不能平卧的病症。

 支饮不得息，葶苈（tíng lì）大枣泻肺汤主之。

【白话译文】

对于支饮出现呼吸困难的症状，治疗时应该用葶苈大枣泻肺汤。

葶苈大枣泻肺汤方

功效：泻肺祛痰，利水平喘。

主治：支饮，出现呼吸困难，气塞不通；肺痈，胸中胀满，痰涎塑塞。现用于治疗心力衰竭、小儿肺炎、支气管哮喘等疾病。

葶苈子(炒香，碾细) 9克
泻肺平喘

大枣(去核) 5枚
补益脾胃

用水600毫升煮枣，取400毫升，去枣，加入葶苈子，煮取200毫升，顿服。药后若有效，即减少药物用量；若不见效，则继续按原方药量服用；病变去除大半后，即应停止服用。

饮家：泛指平素患痰饮病的患者。

饮家反渴，必重用辛。上焦加干姜、桂枝；中焦加枳实、橘皮；下焦加附子、生姜。

【白话译文】

痰饮患者反而会觉得口渴，在治疗上应该重用辛味的药物。痰饮在上焦的应该添加干姜和桂枝，在中焦的应该添加枳实和橘皮，在下焦的应该添加附子和生姜。

中药五味特点

五味	作用	功效	对应五脏
辛	能散、能行	发散解表、行气行血	肺
甘	能补、能和、能缓	补益和中、缓急止痛、调和药性	脾
酸	能收、能涩	收敛固涩	肝
咸	能软、能下	软坚散结、泻下通便	肾
苦	能泄、能燥	清热泻火、通泄大便、降气燥湿	心

饮家阴吹，脉弦而迟，不得固执《金匮》法，当反用之，橘半桂苓枳姜汤主之。

【白话译文】

女性痰饮患者出现阴吹，脉象弦而迟的，在治疗方面不可固守《金匮要略》讲到的阴吹治法，而必须采取与其作用截然相反的疗法，可以选用橘半桂苓枳姜汤。

阴吹：指妇女阴道时有气出，或气出有声，状如矢气者。

当反用之：《金匮要略》中说阴吹是胃肠津液不足导致的，而本条阴吹是痰饮阻胃、津液不能下行润肠造成的，所以治疗宜燥湿化痰。

橘半桂苓枳姜汤方

功效：燥湿化痰，理气和中。

主治：痰饮而导致阴吹，脉弦而迟。

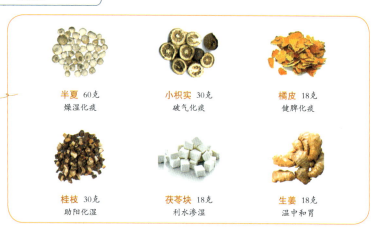

半夏 60克
燥湿化痰

小枳实 30克
破气化痰

橘皮 18克
健脾化痰

桂枝 30克
助阳化湿

茯苓块 18克
利水渗湿

生姜 18克
温中和胃

上药用甘澜水10碗，煎煮成4碗，分四次服。白天服三次，夜晚服一次，至病痊愈为止。

疝：病名，指体腔内容物向外突出的病症，常常伴有气痛。

臍痛，或胁下痛：指本病是素体肝虚或肝郁或暴怒，再感受寒湿形成的。肝经绕阴器，过少腹，所以出现脐痛，或胁下痛。

暴感寒湿成疝，寒热往来，脉弦反数，舌白滑，或无苔，不渴，当脐痛，或胁下痛，椒桂汤主之。

【白话译文】

猝然感受寒湿而使疝气形成，表现为寒热往来，脉象弦数，舌苔白滑或无苔，口不渴，并且脐部或胁下疼痛，治疗时应选用椒桂汤。

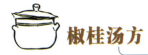

椒桂汤方

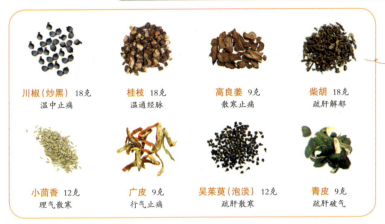

川椒（炒黑）18克 温中止痛	桂枝 18克 温通经脉	高良姜 9克 散寒止痛	柴胡 18克 疏肝解郁
小茴香 12克 理气散寒	广皮 9克 行气止痛	吴茱萸（泡淡）12克 疏肝散寒	青皮 9克 疏肝破气

功效：温中散寒，行气止痛。

主治：暴感寒湿成疝，寒热往来，脉弦数，舌白滑或无苔，不渴，脐痛或胁下痛。

上药用急流水8碗，煎煮成3碗，先温服一碗，盖上棉被使患者微微出汗为佳；如果没出汗，则再服第二碗，接着喝些生姜汤促进发汗；如果药后出了汗，第二日早晨则再服第三碗，不必盖被再使患者出汗。

🌀 **寒疝，脉弦紧，胁下偏痛，发热，大黄附子汤主之。**

胁下偏痛：胁下一侧疼痛。

【白话译文】

寒疝证脉象表现弦紧，胁下一侧疼痛，且有发热病症的，应当用温下法的大黄附子汤治疗。

读书笔记

大黄附子汤方

功效：温中散寒，通便止痛。

大黄 15克	熟附子 15克	细辛 9克
泻下功积	散寒止痛	解表散寒

主治：主寒邪与积滞互结肠道，胁下或腰胯偏痛，便秘，手足不温，苔白，脉紧弦。现用于治疗急性胰腺炎、腹膜炎、肠梗阻等疾病。

　　上药用水5杯，煎煮成2杯，分两次温服（原方的药物用量很重，可根据现时病情减轻用量，临床可针对具体证候灵活加减）。腹痛甚，喜温，加肉桂温里祛寒止痛；腹胀满，可加厚朴、木香以行气导滞；体虚或积滞较轻，可用制大黄，以减缓泻下之功；如体虚较甚，加党参、当归以益气养血。

　　🌀　**寒疝，少腹或脐旁，下引睾丸，或掣（chè）胁，下掣腰，痛不可忍者，天台乌药散主之。**

掣：拽、拉、牵引。

【白话译文】

　　寒疝症见少腹或脐旁疼痛，且向下牵引到睾丸的部位，或牵引到胁下或腰部，疼痛感根本无法忍受的，则应用天台乌药散治疗。

读书笔记

天台乌药散方

功效：行气疏肝，散寒止痛。

主治：寒凝气滞所致的小肠疝气，少腹痛，向下牵引到睾丸的部位，喜暖，怕冷。现用于治疗胃炎、慢性阑尾炎、睾丸炎等疾病。

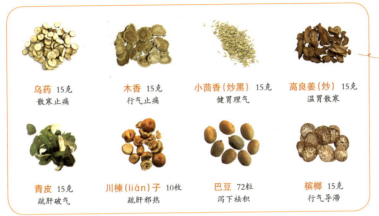

乌药 15克
散寒止痛

木香 15克
行气止痛

小茴香(炒黑) 15克
健胃理气

高良姜(炒) 15克
温胃散寒

青皮 15克
疏肝破气

川楝(liàn)子 10枚
疏肝邪热

巴豆 72粒
泻下祛积

槟榔 15克
行气导滞

上八味，先将巴豆微打破，同川楝子用麸炒成黑色，去巴豆及麸不用，再把所有的药制成粉末。每次服 3 克，温酒送下，严重的每日两次，疼痛不能忍受的每日三次。偏坠肿胀，可酌加荔枝核、橘核等以增强其行气止痛之功；寒甚者，可酌加肉桂、吴茱萸等以加强散寒止痛之力。

湿温

湿温久羁，三焦弥漫，神昏窍阻，少腹硬满，大便不下，宣清导浊汤主之。

三焦弥漫：湿热弥漫上、中、下三焦。

【白话译文】

湿温病湿热病邪长期停留不解，湿热在上、中、下三焦弥漫，具体症状有神昏窍闭、少腹坚硬胀满、大便不利等，治疗时应用宣清导浊汤。

功效: 宣泄湿浊,
通利二便。

主治: 湿温久羁,
三焦弥漫, 神志
轻度昏迷, 少腹
硬满, 大便不通,
小便赤少, 舌苔
湿腻, 脉象实。
现用于治疗慢性
肾衰竭、眩晕等
疾病。

二便不通: 本症
虽然有上、中、
下三焦病变, 但
是以肾气、肾阳
虚为主, 而肾司
二便, 所以出现
大小便不通的
症状。

功效: 温肾祛寒,
通阳泄浊。

主治: 湿凝气阻,
上、中、下三焦
气机闭塞不通,
二便不通; 肾阳
虚便秘或阳虚久
泻; 脾胃气弱,
湿久浊凝。

石硫磺: 硫磺有
三种, 土黄、水
黄和石黄。药用
必须用石硫磺。

宣清导浊汤方

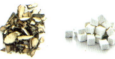

猪苓 15克
清热利湿

茯苓 15克
利水渗湿

寒水石 18克
清热降火

晚蚕沙 12克
除湿化浊

皂荚子 (去皮) 9克
清热化痰

用水 1000 毫升, 煮成 400 毫升, 分两次服, 以大便通利为度。

湿凝气阻, 三焦俱闭, 二便不通, 半硫丸主之。

【白话译文】

湿浊凝滞, 气机闭阻, 上焦、中焦和下焦气机闭塞不通, 从而致使大、小便不通的, 治疗时应该用半硫丸。

半硫丸方

石硫磺
补火助阳

半夏 (制)
燥湿化痰

上面两味药各取相同的重量, 研磨成粉末, 蒸饼为丸。口服, 一次 3～6 克, 一日两次。老人气虚、产后血枯、肠胃燥热便秘, 以及小儿便秘者, 切勿服用。

🌀 **浊湿久留，下注于肛，气闭，肛门坠痛，胃不喜食，舌苔腐白，术附汤主之。**

> 湿浊久留：指寒湿久留，伤及脾肾阳气，气虚则下陷，所以导致后面的症状。

【白话译文】

湿浊久久不去，下注于肛门，从而致使气机闭阻，肛门坠痛，不想吃东西，舌苔白腐，则应用术附汤治疗。

术附汤方

> 功效：温肾助阳，补脾燥湿。

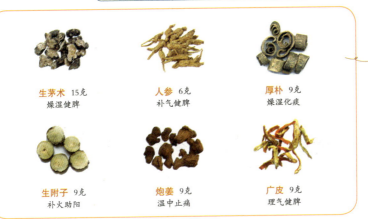

生茅术 15克 燥湿健脾	**人参** 6克 补气健脾	**厚朴** 9克 燥湿化痰
生附子 9克 补火助阳	**炮姜** 9克 温中止痛	**广皮** 9克 理气健脾

> 主治：湿浊久久不去，下注于肛门，致使气机闭阻，肛门坠痛，食欲缺乏。现用于治疗慢性心力衰竭等疾病。

以上药用水5杯，煎煮成2杯，先服下一杯，大约在6小时后再服一杯，如不愈，可再煎服，直到肛门疼痛得愈为止。

> 劳疟：由于疟疾发生很久而导致身体虚弱。或因久病劳损，气血两虚而患疟疾。又称劳疟。

🌀 **疟邪久羁，因疟成劳，谓之劳疟。络虚而痛，阳虚而胀，胁有疟母，邪留正伤，加味异功汤主之。**

> 疟母：病症名，属于疟疾的一种。因疟疾久延不愈，胁下结块，触之有形，按之疼痛。类似久疟后脾肿的病症。

【白话译文】

如疟邪长久停留而不去，就会耗伤气血而转成劳损，人们称其为"劳疟"。经脉气血虚损而出现疼痛，阳气虚弱运行无力而出现胀满感，胁下有结块得以形成的，人们称其为"疟母"。这种病症是因病邪久留而伤及正气引起的，可以用加味异功汤治疗。

 加味异功汤方

功效: 辛甘温阳。

主治: 疟邪久羁, 因疟成劳, 而成劳疟; 经脉气血虚疼痛, 阳虚胀满, 胁有疟母, 邪留正伤。

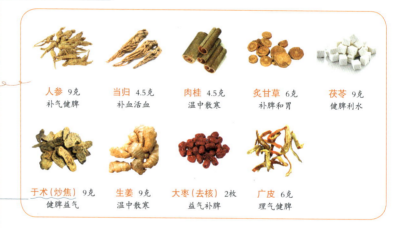

人参 9克
补气健脾

当归 4.5克
补血活血

肉桂 4.5克
温中散寒

炙甘草 6克
补脾和胃

茯苓 9克
健脾利水

于术(炒焦) 9克
健脾益气

生姜 9克
温中散寒

大枣(去核) 2枚
益气补脾

广皮 6克
理气健脾

于术: 浙江杭州于潜县的白术。

上药用水5杯，煎煮成2杯，药渣可加水再煎煮1杯，共3杯，一日分三次服下。

解: 痊愈。

❧ **疟久不解，胁下成块，谓之疟母，鳖甲煎丸主之。**

【白话译文】

疟疾发病好久没痊愈，胁下结成坚硬的痞块，人们称其为"疟母"，治疗时应用鳖甲煎丸。

💫 太阴三疟，腹胀不渴，呕水，温脾汤主之。

【白话译文】

　　太阴三疟，具体病症有腹部胀满、口不觉得渴、伴随呕吐清水，治疗时可以用温脾汤。

 ## 温脾汤方

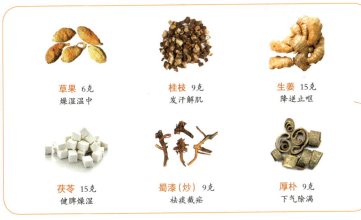

草果 6克
燥湿温中

桂枝 9克
发汗解肌

生姜 15克
降逆止呕

茯苓 15克
健脾燥湿

蜀漆（炒）9克
祛痰截疟

厚朴 9克
下气除满

上药用水 1000 毫升，煮取 400 毫升，分两次温服。

💫 少阴三疟，久而不愈，形寒嗜卧，舌淡脉微，发时不渴，气血两虚，扶阳汤主之。

【白话译文】

　　少阴三疟，病情发作了很长时间未痊愈，出现怕冷嗜

鳖甲煎丸：可活血化瘀、软坚散结。现用于治疗肝硬化、肝纤维化、子宫肌瘤、乳腺增生等疾病。孕妇忌服。药店有售。

三疟：指的是三阴疟，元气内耗，卫气不固，温邪入里，每 3 日一发的疟疾。也有一种说法指疟邪经久不愈，兼有少阴、太阴、厥阴三阴症状。

功效：温脾截疟。

主治：太阴三疟，腹胀不渴，呕吐清水。现用于治疗肾衰竭、慢性结肠炎、阑尾炎等疾病。

形寒嗜卧：形寒怕冷，精神萎靡而嗜睡。

睡、舌质淡、脉象微弱，在疟疾发作的时候也不觉得口渴。这是气血两虚的病症，应该用扶阳汤治疗。

扶阳汤方

功效：益气补血，扶阳祛寒。

主治：少阴三疟，久而不愈，气血两虚，形寒嗜卧，发时不渴，舌淡，脉微。现用于治疗高原地区肺心病等疾病。

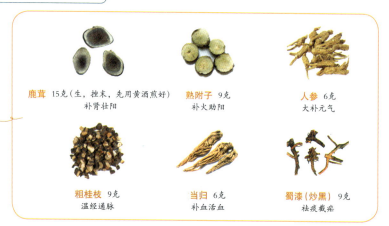

鹿茸 15克（生，挫末，先用黄酒煎好）补肾壮阳

熟附子 9克 补火助阳

人参 6克 大补元气

粗桂枝 9克 温经通脉

当归 6克 补血活血

蜀漆（炒黑） 9克 祛痰截疟

用水 1600 毫升，加入鹿茸酒，煎成 300 毫升，每日服三次。

劳则发热：劳累后就会发热。

减味乌梅丸：原著中没有写明用量，只有药材组成：半夏、黄连、干姜、吴茱萸、茯苓、桂枝、白芍、花椒（炒黑）、乌梅。患者请遵医嘱服用，医者可根据具体情况斟的使用。

🌀 **厥阴三疟，日久不已，劳则发热，或有痞结，气逆欲呕，减味乌梅丸法主之。**

【白话译文】

厥阴三疟，病情有所迁延，好久没能恢复，劳累后就会产生发热的现象，有的患者甚至还会出现滞气痞块，时胃气上逆而欲呕吐的病症，可以用减味乌梅丸进行治疗。

☙ **酒客久痢，饮食不减，茵陈白芷汤主之。**

久痢：痢疾日久不愈。

茵陈白芷汤：可渗湿清热、升脾阳。其药材组成为：绵茵陈、白芷、北秦皮、茯苓皮、黄柏、藿香。

【白话译文】

　　平时爱喝酒的人一旦患上痢疾，好久没有痊愈，但是饮食依然不减的，可以用茵陈白芷汤进行治疗。

☙ **老年久痢，脾阳受伤，食滑便溏，肾阳亦衰，双补汤主之。**

亦：也。

双补汤：原著中没有写明用量，只有药材组成：人参、山药、茯苓、莲子、芡实、补骨脂、肉苁蓉、萸肉、五味子、巴戟天、菟丝子、覆盆子。患者请遵医嘱服用，医者可根据具体情况斟酌使用。

【白话译文】

　　老年人下痢日久不愈，从而使脾阳受损，食滑腻之品随即就泻，是肾阳亦衰的表现，宜用健脾补肾的双补汤治疗。

☙ **久痢小便不通，厌食欲呕，加减理阴煎主之。**

厌食：不爱吃饭。

加减理阴煎：原著中没有写明用量，只有药材组成：熟地、白芍、附子、五味子、炮姜、茯苓。患者请遵医嘱服用，医者可根据具体情况斟酌使用。

【白话译文】

　　痢疾好久没有恢复，表现为小便不通畅，食欲缺乏，恶心欲呕的，治疗时应用加减理阴煎。

☙ **久痢，带瘀血，肛中气坠，腹中不痛，断下渗湿汤主之。**

带瘀血：指大便中有瘀血，这是湿热和气入血分，迫血妄行导致的。

【白话译文】

痢疾好长时间不愈，大便中有瘀血，肛门下坠，但是并不觉得腹部疼痛，治疗时可以用断下渗湿汤。

断下渗湿汤方

功效：化瘀止血，清热渗湿。

主治：久痢带瘀血，肛中气坠，腹中不痛。

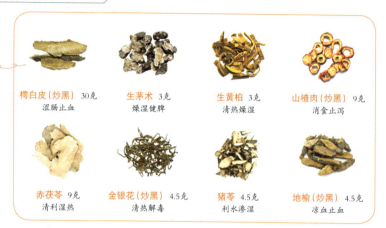

樗白皮(炒黑) 30克
涩肠止血

生茅术 3克
燥湿健脾

生黄柏 3克
清热燥湿

山楂肉(炒黑) 9克
消食止泻

赤茯苓 9克
清利湿热

金银花(炒黑) 4.5克
清热解毒

猪苓 4.5克
利水渗湿

地榆(炒黑) 4.5克
凉血止血

上药用水8杯，煎煮成3杯，分三次服下。

下痢无度：下痢频繁无法计数，是脾肾阳气虚损的表现。

下痢无度，脉微细，肢厥，不进食，桃花汤主之。

【白话译文】

下痢频繁没有办法计数，脉象表现微细，四肢厥冷，无法吃东西的，应用桃花汤（见157页）治疗。

肛坠尻酸：肛门下坠，尾骶骨部位酸楚。

久痢，阴伤气陷，肛坠尻酸，地黄余粮汤主之。

【白话译文】

痢疾好久未能恢复，伤及阴液，气虚下陷，肛门下坠，尾骶骨部位酸楚的，治疗时应用地黄余粮汤。

❧　**久痢伤肾，下焦不固，肠腻滑下，纳谷运迟，三神丸主之。**

【白话译文】

痢疾发生的时间太长而伤及肾阳，促使下焦不固，肠中膏滋滑泄而下，进食后不容易运化，治疗时可以用三神丸。

❧　**久痢伤阴，口渴舌干，微热微咳，人参乌梅汤主之。**

【白话译文】

痢疾好长时间没有恢复，阴液大伤，症见口渴，舌干燥，身稍微有点发热，伴随咳嗽轻微的，应用人参乌梅汤。

❧　**痢久阴阳两伤，少腹肛坠，腰胯脊髀酸痛，由脏腑伤及奇经，参茸汤主之。**

地黄余粮汤：可滋阴益肾、固涩下焦。其药材组成为：熟地黄、禹余粮、五味子。

肠腻：白色黏液便指肠中未消化的膏脂油腻食物。

三神丸：可温补肾阳。其药材组成为：五味子、补骨脂、肉果（去净油）。

人参乌梅汤：可酸甘化阴、健脾止痢。其药材组成为：人参、莲子（炒）、炙甘草、乌梅、木瓜、山药。

参茸汤：可阴阳两补，但偏于补阳。其药材组成为：人参、鹿茸、附子、当归（炒）、茴香（炒）、菟丝子、杜仲。

【白话译文】

痢疾好久没有痊愈，阴阳两伤，症见少腹及肛门重坠、腰部、胯部、脊背部、大腿部酸痛的，是脏腑虚衰累及奇经八脉所导致的，应用参茸汤进行治疗。

🌀 **久痢伤及厥阴，上犯阳明，气上撞心，饥不欲食，干呕腹痛，乌梅丸主之。**

【白话译文】

痢疾好久没有痊愈，伤及足厥阴肝经，肝气上逆侵犯阳明胃，出现胃气上冲心胸、肚子饿但是不想吃东西、干呕、腹部疼痛等症状，应用乌梅丸进行治疗。

🌀 **休息痢经年不愈，下焦阴阳皆虚，不能收摄，少腹气结，有似癥瘕，参芍汤主之。**

【白话译文】

休息痢很多年没能恢复，致下焦真阴真阳俱虚，无法收敛固摄，从而产生少腹气结成块的病症，与瘕十分类似，在治疗方面应该用参芍汤。

🌀 **噤口痢，热气上冲，肠中逆阻似闭，腹痛在下尤甚者，白头翁汤主之。**

久痢伤及厥阴：久痢不愈伤及厥阴肝，导致肝阴不足，肝为刚脏，内藏相火，肝阴不足，所以肝火亢盛而出现后面的症状。

乌梅丸：可缓肝调中、清上温下。药店有售。

休息痢：初痢、暴痢后，长期迁延不愈，时发时止，反复不已的一种痢疾。

参芍汤：可温阳补脾、和营止泻。其药材组成为：人参、白芍、附子、茯苓、炙甘草、五味子。

噤口痢：是指饮食不进或呕吐

此噤口痢之实证，而偏于热重之方也。

【白话译文】

噤口痢，邪热上冲，肠中浊气上逆，气机闭阻不通且腹部有疼痛的感觉，下腹部尤甚，此时则应用白头翁汤。

上述属实热证之噤口痢，在治疗方面应选择偏于清热的药物。

 ## 白头翁汤方

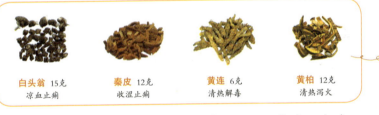

白头翁 15克	秦皮 12克	黄连 6克	黄柏 12克
凉血止痢	收涩止痢	清热解毒	清热泻火

上药四味，用水 7000 毫升，煮取 2000 毫升，去渣，温服 1000 毫升，没有痊愈再服 1000 毫升。

❧ **噤口痢，左脉细数，右手脉弦，干呕腹痛，里急后重，积下不爽，加减泻心汤主之。**

【白话译文】

噤口痢，左脉细数，右脉弦，出现干呕腹痛，里急后

不能进食的痢疾。主要由湿浊热毒蕴结肠中，热毒亢盛，胃失和降，气机升降失常所致。

功效：清热解毒，凉血止痢。

主治：热毒痢疾。症见腹痛、里急后重、肛门灼热、下痢脓血、赤多白少、口渴想喝水、舌红苔黄、脉弦数。现用于治疗溃疡性结肠炎、直肠炎、泌尿系统感染等疾病。

积下不爽：下痢不通畅。

加减泻心汤：可败热毒、克血积、通气积。其药材组成为：川连、

黄芩、干姜、银花、查炭、白芍、木香汁。

重，下痢不爽的病症，对此治疗的时候应该选用加减泻心汤。

呕恶：恶心呕吐。说明正气已经损伤，出现了运化无权，胃气上逆。

舌白：说明没有里热。

❧ **噤口痢，呕恶不饥，积少痛缓，形衰，脉弦，舌白，不渴，加味参苓白术散主之。**

【白话译文】

噤口痢，出现恶心、呕吐、不觉得饿、肠中积滞很少、腹痛不严重、形体看起来很衰弱、脉弦、舌苔颜色发白、不想喝水的症状，则应选用加味参苓白术散进行治疗。

功效：补脾益胃，宣畅中土。

主治：噤口痢，症见恶心、呕吐、不知道饥饿、泻下积滞少、腹痛不严重、形体衰弱、脉弦、舌白不渴。现用于治疗慢性溃疡性结肠炎、胃炎、非酒精性脂肪肝等疾病。

 加味参苓白术散方

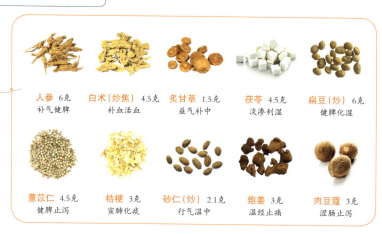

人参 6克
补气健脾

白术(炒焦) 4.5克
补血活血

炙甘草 1.5克
益气补中

茯苓 4.5克
淡渗利湿

扁豆(炒) 6克
健脾化湿

薏苡仁 4.5克
健脾止泻

桔梗 3克
宣肺化痰

砂仁(炒) 2.1克
行气温中

炮姜 3克
温经止痛

肉豆蔻 3克
涩肠止泻

上药研成细末，每次服4.5克，用香粳米煎汤调服，每日服两次。

🌀　**噤口痢，<u>胃关不开</u>，<u>由于肾关不开者</u>，肉苁蓉汤主之。**

胃关不开：此处是指肾阴阳两虚不能温服脾胃，而致胃关不开，无法进食或呕吐。

【白话译文】

噤口痢，由于肾阴阳虚衰无法暖脾土而使胃关不开，无法进食或呕吐的，便可以用肉苁蓉汤治疗。

 肉苁蓉汤方

功效：补肾益精，滋阴健脾。

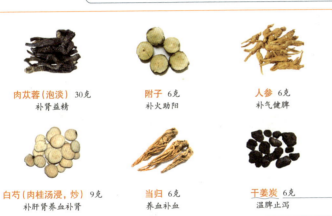

肉苁蓉（泡淡） 30克	附子 6克	人参 6克
补肾益精	补火助阳	补气健脾
白芍（肉桂汤浸，炒）9克	当归 6克	干姜炭 6克
补肝肾养血补肾	养血补血	温脾止泻

主治：噤口痢，日久不愈，下焦肾阴阳两虚。现用于治疗便秘、肠易激综合征等疾病。

干姜炭：干姜片用炒炭法，炒至表面黑色，内部棕褐色。

上药用水8杯，煎煮成3杯，一日中分三次缓缓服下。如在服药后胃口稍开，可再次煎服。

秋燥

🌀　**燥久伤及肝肾之阴，上盛下虚，昼凉夜热，或干咳，或不咳，甚则痉厥者，三甲复脉汤主**

上盛下虚：这里指燥邪损伤下焦肝肾阴液，导致阴虚阳亢，所以出现上盛下虚的症状。

之，定风珠亦主之，专翁（xī）大生膏亦主之。

【白话译文】

秋燥病因日久不愈而对肝肾的阴液造成损伤，阴虚阳亢，进而引发上盛下虚的病症。而出现夜晚发热，白天退热，或干咳，或不咳嗽，甚至还有可能引发抽搐、四肢逆冷的症状。可以采用三甲复脉汤（见151页），还可选用大定风珠（见153页）或专翁大生膏进行治疗。

 专翁大生膏方

专翁大生膏：前两个药是汤剂，治疗疾病急性发作。本药熬膏为丸，且加入多种补益脾肾的药物，可以用于久虚难复的慢性发作。

功效：滋补肾阴，柔肝息风。

主治：燥久伤及肝肾之阴，上盛下虚，晚上发热，白天退热，或咳嗽或不咳，抽搐，四肢逆冷。

✎ 读书笔记

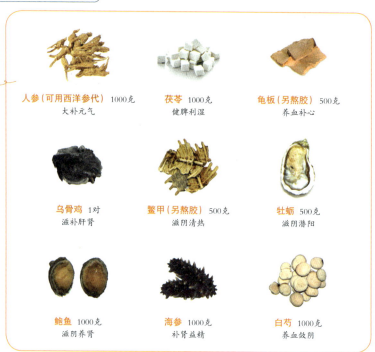

人参（可用西洋参代） 1000克
大补元气

茯苓 1000克
健脾利湿

龟板（另熬胶） 500克
养血补心

乌骨鸡 1对
滋补肝肾

鳖甲（另熬胶） 500克
滋阴清热

牡蛎 500克
滋阴潜阳

鲍鱼 1000克
滋阴养肾

海参 1000克
补肾益精

白芍 1000克
养血敛阴

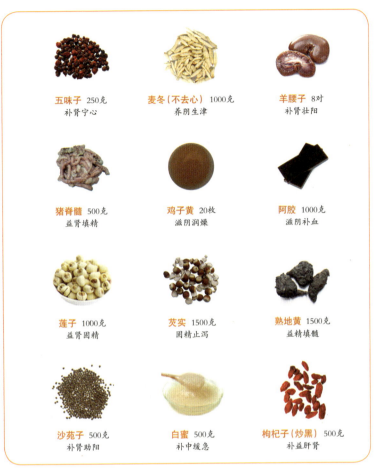

五味子 250克
补肾宁心

麦冬（不去心） 1000克
养阴生津

羊腰子 8对
补肾壮阳

猪脊髓 500克
益肾填精

鸡子黄 20枚
滋阴润燥

阿胶 1000克
滋阴补血

莲子 1000克
益肾固精

芡实 1500克
固精止泻

熟地黄 1500克
益精填髓

沙苑子 500克
补肾助阳

白蜜 500克
补中缓急

枸杞子（炒黑） 500克
补益肝肾

　　以上药物除了龟甲、鳖甲、阿胶、茯苓、白芍、莲子、芡实外，分别放入4只铜锅内（忌用铁器，搅拌也用铜勺），把血肉有情之品放入两只锅内，不属于血肉有情之品的放入另两只锅内，用文火慢慢地熬炼3个昼夜，去药渣后，再熬炼6个昼夜，并逐渐把所熬得的药合为一锅，煎炼成膏状，最后再放入龟板胶、鳖甲胶、阿胶，加入蜂蜜一起和匀，再把方中有粉而无液汁的茯苓、白芍、莲子、芡实研为极细的粉末，与药膏一起和为丸。每次服6克，逐渐加到每次服9克，每日服三次，大约每日服30克，以服一年为度。

✐读书笔记